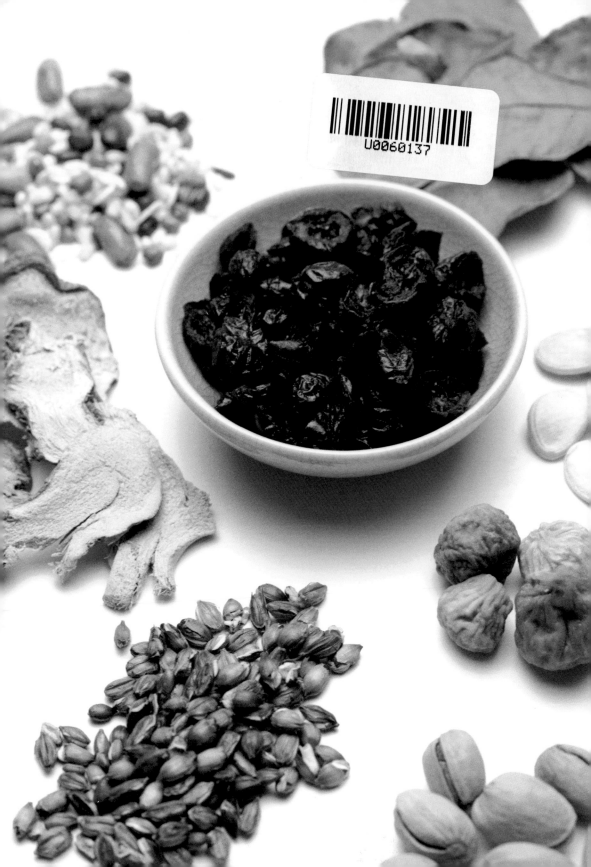

U0060137

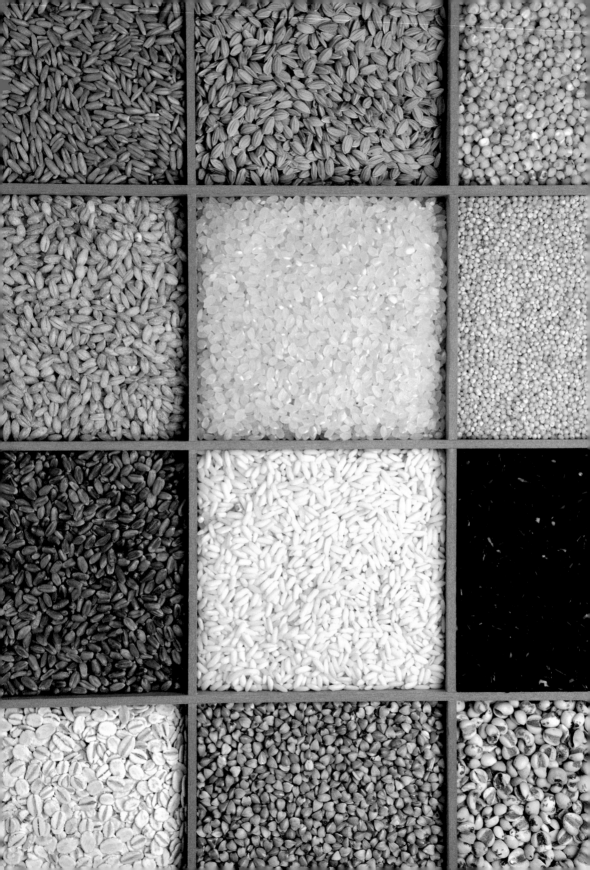

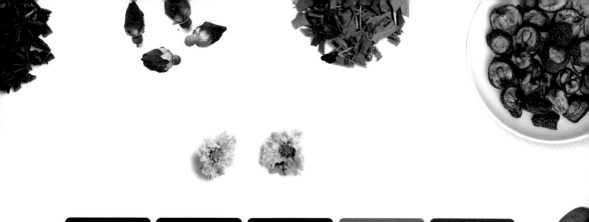

圖解中草藥

實/用/速/查/手/冊

中國醫藥大學 中國藥學暨中藥資源學系
張永勳 教授◎審訂／推薦

李愛科 醫師◎主編

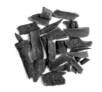

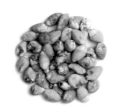
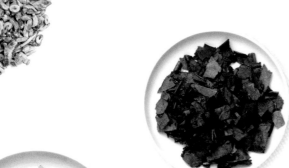
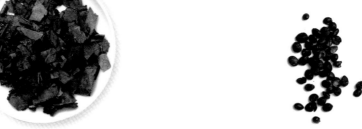
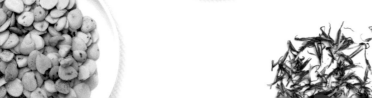

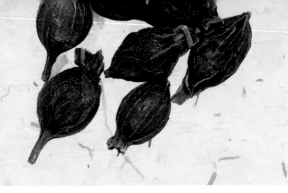

推薦序

　　中醫藥為我華人數千年來健康之所維繫，除治病外，中藥也有藥食同源之用法，例如人參雞、當歸鴨、四神湯、胖大海茶、羅漢果茶、十全大補藥酒等，在一般民眾日常生活當中，也都常常使用。因此除中醫藥業人員對中藥深入鑽研外，一般民眾也有很多對於中醫藥有興趣自行研習者，唯一般傳統中醫藥之書籍，大部分都為古文之敘述，無藥材之彩色圖片供參考，學習上深以為苦。

　　「圖解中草藥速查手冊」收載近 300 種常見中藥。全書共分十九章，依藥物功效分為解表藥、清熱藥、瀉下藥、利水滲濕藥、祛濕藥、溫裏藥、行氣藥、消食藥、驅蟲藥、止血藥、活血藥、化痰止咳藥、安神藥、平肝息風藥、開竅藥、補虛藥、收澀藥、湧吐藥及攻毒殺蟲止癢藥等。每個藥材依性味歸經、別名、藥材來源、用藥禁忌、藥材選購、單方及複方，每個藥材都附有 2 ～ 3 張彩色圖片，包括放大之藥材特徵圖，全書共收載 800 張彩色藥材圖片，便於讀者閱讀。

　　為避免一般民眾自己取藥服用引起中毒或不良反應，本書在大部分藥材都加註警語及用法禁忌，提醒民眾用藥的小心。本書也介紹了這些藥材之購買選擇方法，給消費者很好之建議，也列出這些藥材常見單方和簡單複方應用，都是很實用的例子。

　　閱讀過全書初稿，內容圖文並茂、全書以彩色印刷，不僅適用於中醫藥專家臨床參考，更適合一般民眾養生保健之參考，值得廣為推薦，本人感佩作者群對本書提供中醫藥豐富之經驗，也感謝大都會文化事業股份有限公司編輯團隊之美編，使本書更加出色，便於閱讀，成書即將問世，樂為本書題序推薦。

中國醫藥大學

中國藥學暨中藥資源學系　教授

張永勳

2019 年 1 月 8 日

目錄

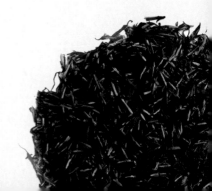

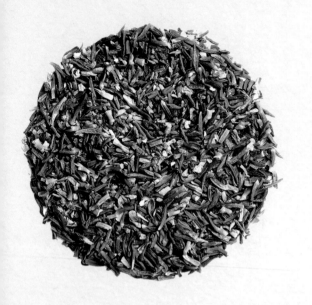

第十七章 收澀藥

第十八章 湧吐藥

第十九章 攻毒殺蟲止癢藥

本書中出現的治病配方大多來源於古方，原方之中多用兩、錢、分、厘為單位，為了處方和調劑計算方便，按規定可採用以下的近似值進行換算：

一兩＝ 30 克；一錢＝ 3 克；

一分＝ 0.3 克；一厘＝ 0.03 克；

一合約為 6 ～ 8ml；一升約為 60 ～ 80ml；

一斗約為 600 ～ 800ml。

第一章

解表藥

解表藥是指能疏解肌表，促使發汗，解除表證的藥物。解表藥大多具有辛味，辛能發散，可促使病人出汗，而讓外邪從汗而外洩，表證得以解除。解表藥有溫性和涼性之分，它們的適應證狀也不相同。

蟬蛻

性味	味甘，性寒
歸經	歸肺、肝經

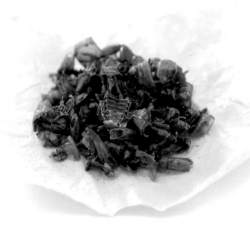

別名

蟬殼、蟬甲、蟬退殼、金牛兒、蟬退、蟬脫、唧唧猴皮、唧唧皮、知了皮

藥材來源

為蟬科昆蟲黑蚱羽化後的蛻殼。

使用注意

陰虛血熱、火熾血熱導致嘔吐、白帶異常的人忌用。

藥材選購

蟬蛻為中空的膜質品，容易破碎。選購時以整體較輕、完整、顏色為黃色、不含泥沙的乾品為優。

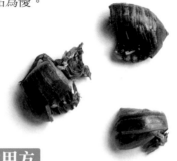

常用方

主治　蕁麻疹。

用料　麻黃 6 克，蟬蛻 9 克，槐花 6 克，黃連 3 克，浮萍 9 克，甘草 3 克。

用法　以上藥材放在一起用水煎服。

來源　《中醫皮膚病學簡編》

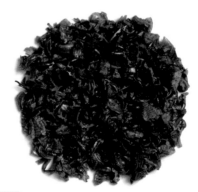

複方

主治　胃熱吐食。

用料　蟬蛻五十個（去泥），滑石一兩。

用法　以上藥材研為末，每服二錢，用水一碗，加蜜調服。

來源　《本草綱目》

紫蘇葉

性味	味辛，性溫
歸經	歸肺、脾、胃經

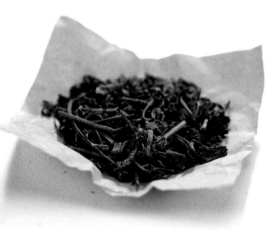

別名

蘇葉、赤蘇、紫蘇、皺蘇、尖蘇、香蘇葉、雞冠紫蘇、綠未央

藥材來源

為脣形科植物皺紫蘇的葉。

使用注意

有溫熱病證、氣弱表虛者忌服。

藥材選購

紫蘇葉一般呈卵形或圓卵形，有芳香氣味。選購時一般選擇葉片大且不碎、顏色為紫色、不含枝梗、香氣濃烈的乾燥品。

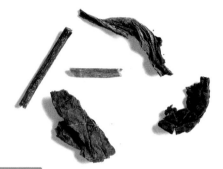

常用方

主治 脾肺虛寒，咳嗽痰多。

用料 紫蘇葉、桑白皮、青皮、五味子、杏仁、麻黃、甘草、陳皮各15克，人參、半夏（湯洗）各9克。

用法 將以上藥材碎成小塊，每次15克，用水300毫升，加生薑3片，煎至210毫升，去渣溫服。

來源 《醫學發明》

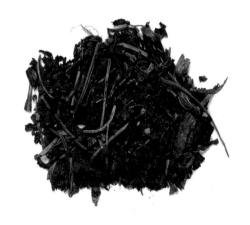

白芷

性味	性溫，味辛
歸經	歸肺、胃經

🍃 別名

香白芷、走馬芹、川白芷、杭白芷、浙白芷、臺灣當歸、雲南牛防風、祁白芷

📍 藥材來源

為繖形科植物杭白芷和祁白芷的根。

❗ 使用注意

陰虛血熱、火熾血熱導致嘔吐、白帶異常的人忌用。

🛒 藥材選購

白芷以其根莖入藥。選購時應選擇表面灰白色或黃白色，斷面白色或黃白色的乾品。有空心或黑心、有雜質、蟲蛀、黴變等特徵的不要選用。

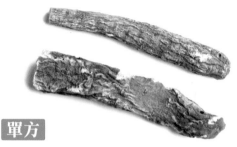

單方

主治 流鼻血不止。

用法 將白芷用水煎成汁，放涼後直接將白芷汁滴入鼻孔中，或者用棉球裹上白芷汁塞到鼻孔中。

來源 《本草綱目》

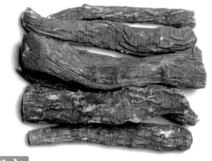

複方

主治 傷寒病證。

用料 白芷1兩，生甘草半兩，薑3片，蔥白3小段，棗1顆，豆豉50粒。

用法 將藥材加2碗水煎成湯藥服用。

來源 《本草綱目》

薄荷

性味	味辛、性涼
歸經	歸肺、肝、膽、心包經

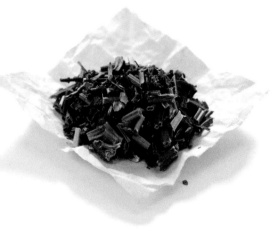

別名

野薄荷、夜息香、南薄荷、水薄荷、水益母、接骨草、土薄荷、蘇薄荷

藥材來源

為唇形科植物薄荷或家薄荷的全草或葉。

使用注意

體虛者，病剛癒者忌服；脾胃虛弱的，腹瀉的人忌多食久食。

藥材選購

薄荷全草皆可入藥。應選購乾燥，沒有根，葉片較多且顏色為綠色，有濃香氣味的薄荷全草。

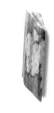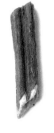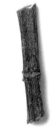

單方

主治 口臭。

用法 將薄荷研磨成粉末狀，每次飯後用清開水送服一錢。

來源 《本草綱目》

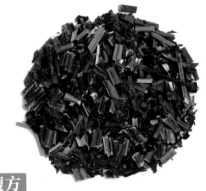

複方

主治 利噎膈，治風熱。

用料 薄荷、煉蜜或白砂糖。

用法 將薄荷研細，加煉蜜和成丸，如同芡子般大小。每次嚥含一丸。或者用白砂糖調成丸也可以。

來源 《本草綱目》

蒼耳子

性味	味辛、苦，性溫，有小毒
歸經	歸肺經

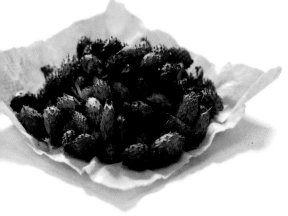

別名

蒼耳、老蒼子、蒼子、蒼刺頭、毛蒼子、癧頭猛、羊帶歸

藥材來源

為菊科植物蒼耳帶總苞的果實。

使用注意

陰血虧損、脾胃功能失常、頭痛的人忌服。服用此藥不宜過量。

藥材選購

蒼耳子作為藥材用的是它的果實，一般呈紡錘形或橢圓形，選購時可選擇粒大、飽滿、顏色為黃棕色的乾品。

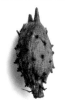 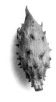

單方

主治 鼻竇炎、流涕不止。

用法 將蒼耳子研為末，每次開水送服一到兩錢。

來源 《本草綱目》

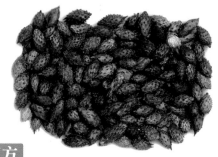

複方

主治 麻風。

用料 等份的嫩蒼耳、荷葉，或者大楓子油和蒼耳葉。

用法 一法將嫩蒼耳、荷葉研末，每服兩錢，溫酒送下。一日服兩次。

二法將蒼耳葉研成末，和大楓子油和成丸，如同梧子般大小，每服三四十丸，用茶送下，一日兩次。

來源 《本草綱目》

柴胡

性味	味苦，性涼
歸經	歸肝、膽、心包絡、三焦經

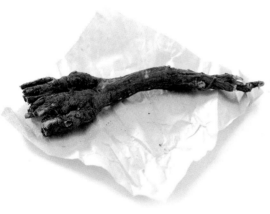

🍃 別名

地熏、山菜、柴草、北柴胡、山根菜、黑柴胡、山柴胡、紅柴胡、細葉柴胡、硬柴胡、南柴胡、軟柴胡

📍 藥材來源

為繖形科植物柴胡或狹葉柴胡的根。

⚠ 使用注意

陰虛火旺，肝陽上亢的人忌服。

🛒 藥材選購

柴胡以其根部入藥，又分為北柴胡和南柴胡。選購時以品種不同進行選擇。北柴胡根條以粗長、皮細、枝根少的乾品為優，南柴胡以根條粗長、無鬚根的乾品為優。

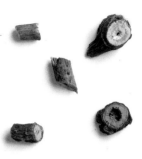

常用方

主治 兒童傷寒壯熱，頭痛體疼，口乾煩渴。

用料 石膏、黃芩、甘草、赤芍、葛根各30克，麻黃（去根、節）、柴胡（去苗）各15克。

用法 將所有藥材搗散。三歲兒童每次服用3克，用水150毫升，加入生薑少許，蔥白3寸，淡豆豉20粒，同煎至75毫升，濾去碎渣，溫時服下，不定時服用。出汗即為見效。

來源 《太平惠民和劑局方》

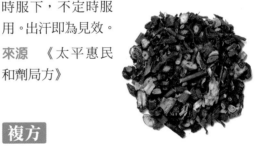

複方

主治 兒童骨熱，十五歲以下的兒童遍身如火，盜汗、咳嗽、煩渴，日漸消瘦。

用料 柴胡四兩，朱砂三兩，豬膽汁、桃仁、烏梅湯各適量。

用法 將柴胡和朱砂共研為末，拌豬膽汁和飯蒸熟，做成綠豆般大的丸。每服一丸，桃仁、烏梅湯一起服下。每日三次。

來源 《本草綱目》

淡豆豉

性味	味辛、甘、微苦,性涼
歸經	歸肺、胃經

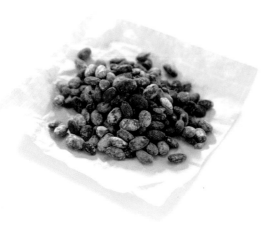

別名

豆豉、杜豆豉、香豉、豉、淡豉、大豆豉

藥材來源

為豆科植物大豆的成熟種子（黑色者），經發酵加工而成的製品。

使用注意

脾胃虛弱，胃酸逆流者慎用。

藥材選購

淡豆豉為大豆製品，選購時以粒大、飽滿、表皮顏色為黑色、斷面為棕黑色的成品為優。

常用方

主治 兒童一至二歲，面色萎黃，食慾不振，腹脹如鼓，或青筋顯露，日漸消瘦。

用料 淡豆豉10粒，巴豆1粒（略去油）。

用法 將以上藥材研勻如泥，做成黍米般大小的丸。每次以生薑湯送服10丸，不定時服用。

來源 《普濟本事方》

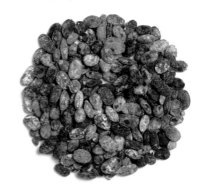

複方

主治 兒童頻尿，尿量少。

用料 蒸餅，大蒜，淡豆豉。

用法 將蒸餅、大蒜、淡豆豉一起搗成丸，連續服用三天即可治癒。

來源 《本草綱目》

鵝不食草

性味	味辛，性溫
歸經	歸肺、肝經

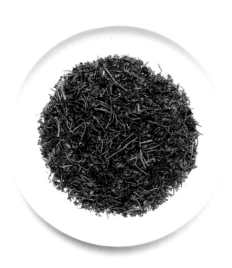

別名

食胡荽、雞腸草、鵝不食、地芫荽、滿天星、豬屎草、通天竅、貓沙、散星草、地楊梅

藥材來源

為菊科植物石胡荽的全草。

使用注意

虛火旺盛、傷寒發熱、由血熱導致皮膚出現青紫斑點等症狀的人忌服。

藥材選購

鵝不食草全草相互纏成團，莖細多分枝，葉子小且多皺折，香氣有刺激性。優質品一般為灰綠色、有花序、無雜質，用鼻子嗅聞會使人打噴嚏。

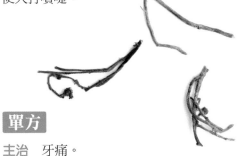

單方

主治 牙痛。

用法 用棉裹住鵝不食草，變乾後研成粉末，將粉末吸入與疼痛牙齒同側的鼻孔中。

來源 《本草綱目》

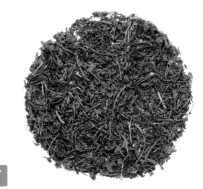

複方

主治 所有腫毒。

用料 鵝不食草一把，穿山甲（澆存性）七分，當歸尾三錢，酒一碗。

用法 將鵝不食草、穿山甲、當歸尾三種原料一起搗爛，加酒一碗，絞汁服用，用渣敷在患處。

來源 《本草綱目》

防風

性味	味辛、甘，性溫
歸經	歸膀胱、肝、脾經

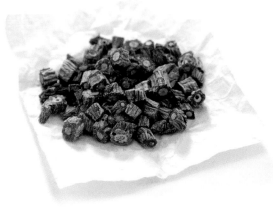

別名

茴芸、茴草、百枝、屏根、百蜚、屏風、
風肉

藥材來源

為繖形科植物防風的根。

使用注意

由風邪導致的陰血虧損，或頭痛的人
要禁服。

藥材選購

防風以其根部入藥。根為圓錐形或紡錘形。
選購時以根條粗壯、根皮細緻緊密、沒有毛
頭、斷面有棕色環、斷面中心為淡黃色的乾
品為優。

常用方

主治 傷風有汗，脈浮緩。

用料 防風、白朮、生地黃各4.5克，羌活、
黃芩、白芷、甘草各3克，川芎1.5克。

用法 所有藥材一起水煎，溫時送服。

來源 《醫學入門》

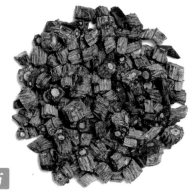

複方

主治 老人便秘。

用料 甘草半兩，防風一兩，枳殼（麩炒）
一兩。

用法 將以上三種原料共研為末，每服兩
錢，飯前服用，開水送下。

來源 《本草綱目》

浮萍

性味	味辛，性寒
歸經	歸肺、膀胱經

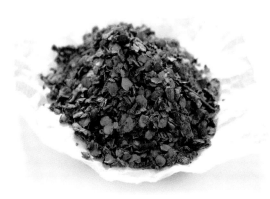

別名

水萍、水花、藻、萍子草、小萍子、浮萍草、九子萍、田萍

藥材來源

為浮萍科植物紫背浮萍或青萍的全草。

使用注意

表虛自汗者禁服。

藥材選購

浮萍以全草入藥，乾燥全草比較輕且易碎，選購時以綠色或背紫色的乾品為優。

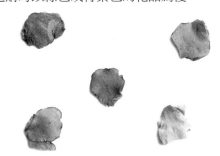

單方

主治 水腫，小便不利。

用法 將浮萍曬乾研成粉末，每次用開水送服一小匙，一天服兩次。

來源 《本草綱目》

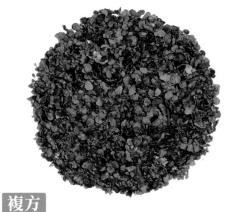

複方

主治 傷寒。

用料 紫背浮萍一錢，犀牛角（以水牛角代）半錢，鉤藤鉤幾個，適量的蜂蜜水。

用法 將前三種藥物共研為末，每服半錢，蜂蜜水調下，以出汗為度。

來源 《本草綱目》

葛根

性味	味甘、辛，性涼
歸經	歸肺、脾、胃經

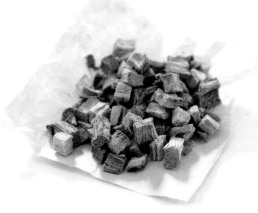

別名

乾葛、甘葛、粉葛、葛葛根、葛麻茹、葛子根、葛條根、雞齊根

藥材來源

豆科植物野葛的塊根。

使用注意

脾胃虛弱者慎用，表虛汗多者忌用。

藥材選購

葛根以塊莖入藥，市場上的葛根一般是斜切、縱切、橫切的片塊，選購時以塊大、質地堅實、斷面黃白色的乾品為優。

 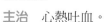

單方

主治 心熱吐血。

用法 將生葛根搗爛成半升汁，一次服完。

來源 《本草綱目》

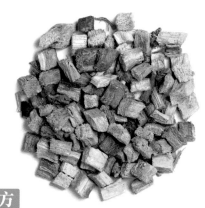

複方

主治 傷寒（初覺頭痛，內熱脈洪）。

用料 葛根四兩，淡豆豉一升，生薑汁適量。

用法 將葛根、淡豆豉，加水兩升，共煮成半升服用，加入生薑汁更佳。

來源 《本草綱目》

桂枝

性味	味辛、甘，性溫
歸經	歸心、肺、腎、肝、經

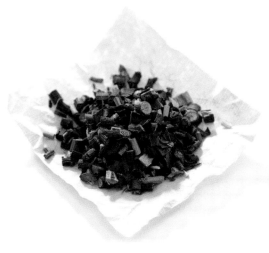

別名

玉桂、牡桂、菌桂、筒桂

藥材來源

為樟科植物肉桂的嫩枝。

使用注意

有虛火旺盛、傷寒發熱、血熱的人忌服。

藥材選購

桂枝即為肉桂的嫩枝，嫩枝表皮為棕色或紅棕色，質地比較硬，易折斷，含特異香氣。選購時以嫩細均勻、顏色為紅棕色、香氣濃郁的乾燥枝條為優。

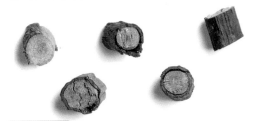

常用方

主治 太陽病，下之後，脈促胸滿者。

用料 桂枝9克（去皮），甘草6克（炙），生薑9克（切），大棗12枚（擘）。

用法 以上四味藥加水700毫升，煮取300毫升，去掉渣，溫服100毫升。

來源 《傷寒論》

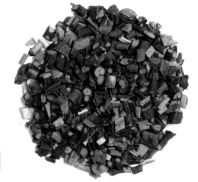

複方

主治 皮膚水腫。

用料 防己、黃耆、桂枝各三兩，茯苓六兩，甘草三兩。

用法 將以上所有原料混合後，加水一升，煎成半升服下。一天兩次。

來源 《本草綱目》

荊芥

| 性味 | 味辛,性微溫 |
| 歸經 | 歸肺、肝經 |

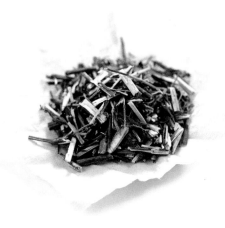

別名

香荊薺、線薺、四棱杆蒿、假蘇、貓薄荷、鼠實、薑芥、穩齒菜

藥材來源

唇形科植物荊芥的全草。

使用注意

陰虛頭痛、表虛自汗者忌服。

藥材選購

荊芥以全草入藥,莖多分枝,葉子為黃色,有芳香味。選購時以莖細、穗多、黃綠色、沒有污泥雜質的乾燥品為優。

單方

主治　疔腫等各種病症。

用法　將一把荊芥切細,加五升水煮成一升,放涼後分兩次服用。

來源　《本草綱目》

複方

主治　風熱頭痛。

用料　等份的荊芥穗、石膏,適量的茶。

用法　將荊芥穗、石膏等分為末。茶調下。

來源　《本草綱目》

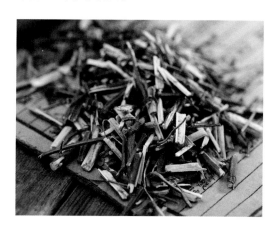

菊花

性味	味甘、苦，性微寒
歸經	歸肺、肝經

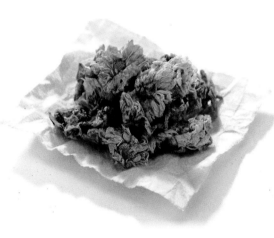

別名

節華、日精、女節、女華、甘菊、真菊、金精、金蕊、簪頭菊、甜菊花、藥菊

藥材來源

菊科植物菊的頭狀花序。

使用注意

脾胃虛弱者不宜多服。

藥材選購

菊多以頭狀花序入藥，即常說的菊花。菊花品種很多，如亳菊，花一般為類白色，氣味清香，味甘甜，微苦。選購菊花乾品時根據不同的品種特徵來選購。菊花乾品一般花朵較大、沒有蟲、花瓣乾且不腐爛、不變色的為佳品。

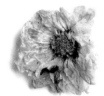

單方

主治 婦女陰腫。

用法 將菊花搗爛後煎成湯，先熏後洗。

來源 《本草綱目》

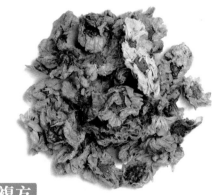

複方

主治 風熱頭痛。

用料 菊花、石膏、川芎各三錢，適量的茶。

用法 將以上三種原料共研為末，每服一錢半，茶調下。

來源 《本草綱目》

麻黃

性味	味辛、微苦，性溫
歸經	歸肺、膀胱經

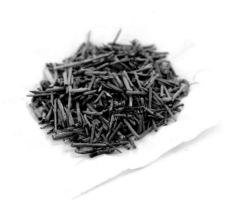

別名

龍沙、狗骨、麻黃草、草麻黃、中麻黃、山麻黃、川麻黃、田麻黃、木麻黃、西麻黃

藥材來源

為麻黃科植物草麻黃、中麻黃或木賊麻黃的乾燥草質莖。

用藥禁忌

表虛自汗、盜汗的人，以及肺腎虛弱的人禁服。

藥材選購

麻黃以草麻黃、中麻黃或木賊麻黃的草質莖入藥。草麻黃少分枝，以質地清脆、表面綠黃色、氣味微香的乾品為優。中麻黃多分枝，表面粗糙。木賊麻黃無粗糙感，基部為棕紅色或棕黑色。

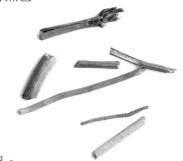

單方

主治 中風。

用法 用慢火煎熬麻黃，逐步加水，最後熬成膏。每次用熱湯送服 1 ～ 2 匙。

來源 《本草綱目》

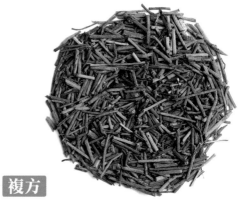

複方

主治 傷寒黃疸。

用料 麻黃一把，酒五升。

用法 將麻黃去節，棉裹，加入酒，煮到半升時，一次服完，微汗見效。

來源 《本草綱目》

牛蒡子

性味	味辛、苦,性寒
歸經	歸肺、胃經

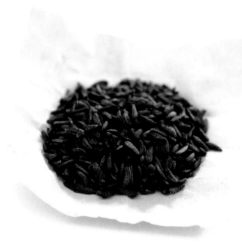

別名

鼠粘子、蝙蝠刺、鼠尖子、大牛子、蒡翁菜、便牽牛、象耳朵、老母豬耳朵、疙瘩菜、老鼠愁

藥材來源

菊科植物牛蒡的果實。

使用注意

元氣不足,糞便稀薄不成形的人忌服。

藥材選購

牛蒡以果實入藥,果實一般為長倒卵形,表面為灰褐色或淡灰褐色,有黑斑。選購時以粒大、果實飽滿、灰褐色的乾果為優。

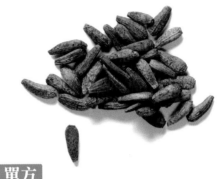

單方

主治 風熱浮腫,咽喉閉塞。

用法 牛蒡子一合,半生半熟,為末,熱酒服一寸匕。

來源 《本草綱目》

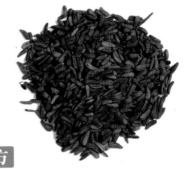

複方

主治 關節腫痛(風熱攻犯手指,赤腫麻木,甚至攻達肩背兩膝,遇暑熱則便秘)。

用料 牛蒡子三兩,新豆豉(炒)、羌活各一兩。

用法 將以上三種材料共研為末,每服兩錢,白開水送下。

來源 《本草綱目》

羌活

性味	味辛、苦，性溫
歸經	歸膀胱、肺經

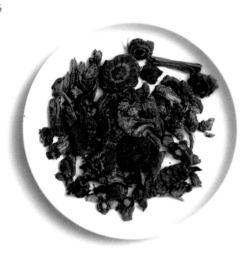

別名

羌青、護羌使者、胡王使者、羌滑、退風使者、黑藥

藥材來源

為繖形科植物羌活（背翅芹），或寬葉羌活的乾燥根莖及根。

使用注意

陰血虧虛、脾胃虛弱的人慎服。

藥材選購

羌活以根莖入藥，根莖一般為圓柱形且略彎曲。選購時選擇那些根莖粗壯、莖上有蠶形的橫節，顏色為棕色，斷面質地緊密，朱砂點多且香氣濃郁的乾品。

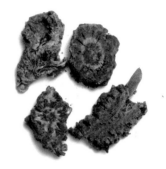

單方

主治　產後腹痛。

用法　將二兩羌活煎酒服下。

來源　《本草綱目》

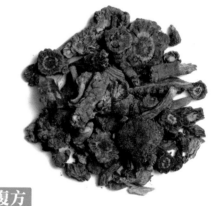

複方

主治　太陽頭痛。

用料　羌活、防風、紅豆等分。

用法　羌活、防風、紅豆等分為末。每取少許吸入鼻孔。

來源　《本草綱目》

桑葉

性味	味甘、苦，性寒
歸經	歸肺、肝經

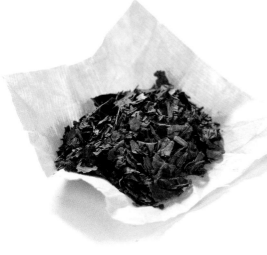

🍃 別名

家桑、荊桑、黃桑、霜葉霜、桑葉蜜

📍 藥材來源

本品為桑科植物，桑的乾燥葉。

❗ 使用注意

風寒感冒、咳嗽痰稀白、口中無味的人不宜服用。

🛒 藥材選購

桑葉中以霜桑葉（經過霜凍的桑葉）入藥最好。一般的桑葉選購時要選葉片較完整、葉片大而厚，顏色為黃綠色、質地脆且沒有雜質的乾品。

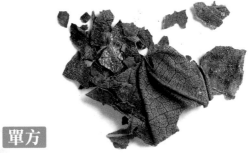

單方

主治　眼紅澀痛。

用法　將桑葉研成細粉末，捲入紙中燒煙熏鼻。

來源　《本草綱目》

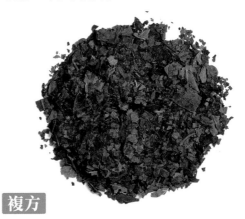

複方

主治　吐血不止。

用料　晚桑葉。

用法　將晚桑葉焙乾，研為末，涼茶送服三錢，血止後，宜服補肝、肺的藥物。

來源　《本草綱目》

山楂

性味	味酸、甘，性微溫
歸經	歸脾、胃、肝經

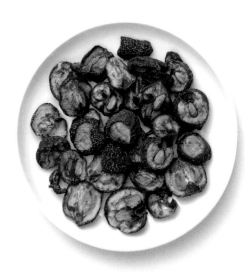

🍃 別名

山裡紅、酸裡紅、酸棗、酸查、山梨果、
酸楂、山果子、紅果子

📍 藥材來源

為薔薇科植物，山楂或野山楂的果實。

❗ 使用注意

脾胃虛弱的人注意服用，胃酸過多、
有消化性潰瘍以及患有齲齒的人忌
服，在服用滋補藥品期間也要忌服。

🛒 藥材選購

山楂以其果實入藥，一般用山楂或野山楂的
果實。市場上的藥用山楂一般都是山楂果的
橫切片。選購時以皮紅、果肉深黃色或淺棕
色、果肉較厚的乾品為好。

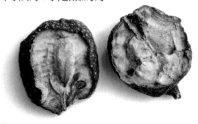

單方

主治 疹出不暢。

用法 將乾山楂研為粉末，用開水送服。

來源 《本草綱目》

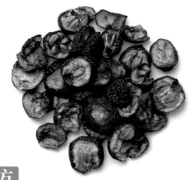

複方

主治 老人腰痛及腿痛。

用料 等量的山楂、鹿茸（炙），蜜適量。

用法 將山楂、鹿茸（炙）研為末，加蜜做
成梧子大的丸。每服百丸，一天服兩次。

來源 《本草綱目》

蛇蛻

性味	味鹹、甘，性平
歸經	歸肝經

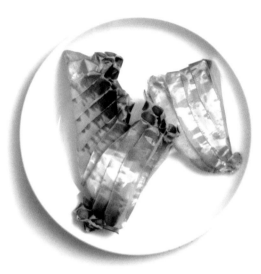

別名

龍子單衣、龍皮、蛇皮、龍子皮、蛇
蛻皮、蛇殼、蛇退、龍衣、白龍衣

藥材來源

為游蛇科動物黑眉錦蛇、錦蛇、烏梢
蛇、赤鏈蛇等多種蛇蛻下的皮膜。

使用注意

孕婦禁服。

藥材選購

蛇蛻即為蛇蛻下的皮膜，可入藥。市場上賣
的都為乾品，選購時要挑選顏色白而透明、
條較長較粗完整不碎、皮較細、沒有泥沙等
雜質的乾品。

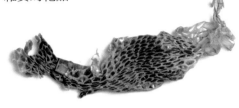

單方

主治 喉痹腫痛。

用法 將蛇蛻用火燒後研成末，用乳汁送服
一錢。

來源 《本草綱目》

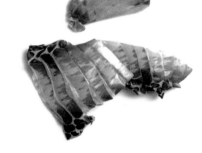

複方

主治 纏喉風疾，呼吸困難。

用料 等量的蛇蛻（炙）、當歸，加入適量
的溫酒。

用法 將蛇蛻（炙）、當歸研為末，溫酒送
服一錢，得吐即為有效。或者用蛇蛻揉碎燒
出煙，由竹筒吸入喉內。或者用蛇蛻裹白梅
一枚噙咽。

來源 《本草綱目》

生薑

性味	味辛，性微溫
歸經	歸肺、脾、胃經

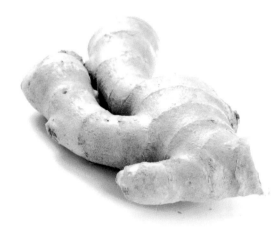

別名

薑根、百辣雲、因地辛、炎涼小子

藥材來源

為薑科植物薑的新鮮根莖。

使用注意

陰虛內熱、邪熱亢盛的人禁服。

藥材選購

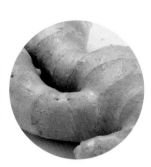

薑以新鮮根莖入藥。根莖一般為不規則的塊狀，表皮微黃白色或灰白色。入藥的生薑以塊大、質地豐滿、細嫩的新鮮品為好。

單方

主治　滿口爛瘡。

用法　將生薑研成末塗在爛瘡處。

來源　《本草綱目》

複方

主治　閃扭手足。

用料　生薑、蔥白。

用法　將生薑、蔥白搗爛後和麵炒熱敷患處。

來源　《本草綱目》

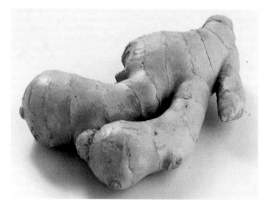

枳殼

性味	味苦、酸，性微寒
歸經	歸肺、脾、肝、胃、大腸經

藥材選購

枳殼以其未成熟的果實入藥，果實一般為半球形。選購時以果皮綠褐色、果肉較厚、質地堅硬、香氣濃烈的果實為優。

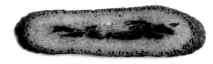
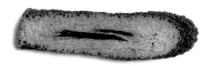

常用方

主治 痰熱內阻，肺氣不宣，胸膈痞滿。

用料 枳殼、半夏、黃芩、桔梗各 6 克，甘草 3 克。

用法 以上藥材銼為散，用水煎服，每次12 克。

來源 《世醫得效方》

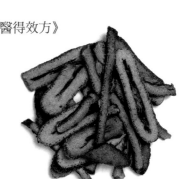

別名

代代、代代圓、蘇枳殼

藥材來源

為芸香科植物酸橙及其栽培品未成熟的果實。

使用注意

脾胃虛弱者注意服用，孕婦慎服。

複方

主治 大便流血。

用料 木蓮（燒）、枳殼（炒），槐花酒。

用法 將木蓮（燒）、枳殼（炒）等分為末。每服二錢，槐花酒送下。

來源 《本草綱目》

第二章 清熱藥

清熱藥是指以清解裡熱為主要作用的藥物。

清熱藥的藥性都屬寒涼，按「熱者寒之」的治病法則，該類藥物主要用於各種熱證如口乾、咽燥、面紅、目赤、便秘、小便短赤、五心煩熱、舌紅苔黃、脈數等。

貫眾

性味	味苦，性微寒，有小毒
歸經	歸肝、脾、胃經

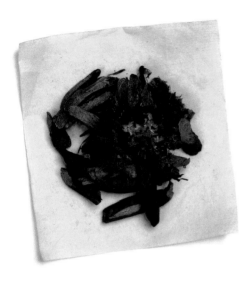

別名

百頭、貫來、貫中、渠母、伯芹、藥渠、藥藻、鳳尾草、蕨薇菜根、綿馬貫仲

藥材來源

為鱗毛蕨科植物，粗莖鱗毛蕨的根莖及葉柄殘基。

使用注意

孕婦要謹慎服用，脾胃虛弱者以及陰虛內熱者不宜服用。

藥材選購

貫眾以其根莖及葉柄殘基入藥，一般為圓錐形，選購時以根大、質地堅實、葉柄斷面為棕綠色的乾品為優。

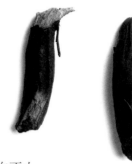

單方

主治 鼻血不止。

用法 將貫眾根研成細末，每次以水沖服一錢。

來源 《本草綱目》

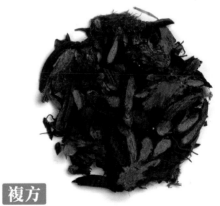

複方

主治 長期咳嗽，痰帶膿血。

用料 貫眾、蘇方木等份。

用法 將貫眾、蘇方木等份研末。每服三錢，以水一碗，生薑三片，煎服。日服兩次。

來源 《本草綱目》

白蘞

性味	味苦，性微寒
歸經	歸心、胃經

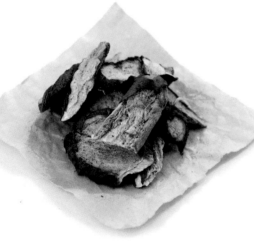

別名

白根、見腫消、山地瓜、穿山老鼠、鐵老鼠

藥材來源

為葡萄科植物白蘞的乾燥塊根。

使用注意

脾胃虛寒及無實火者忌服。

藥材選購

白蘞以其塊根入藥，塊根一般為長圓形或紡錘形，市場上多縱切成瓣或片出售。選購時以片肥大、表面紅棕色、質地硬脆、斷面粉紅色且粉性足的乾品為優。

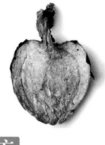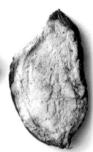

單方

主治 疔瘡初起。

用法 將白蘞研成細末，用水調白蘞末塗抹患處。

來源 《本草綱目》

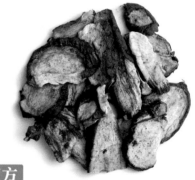

複方

主治 耳凍瘡。

用料 白蘞、黃柏等份量，生油適量。

用法 將同等份量的白蘞、黃柏研為粉末，加入生油調均勻後抹於耳朵患處。

來源 《本草綱目》

白頭翁

性味	味苦，性寒
歸經	歸肝、大腸經

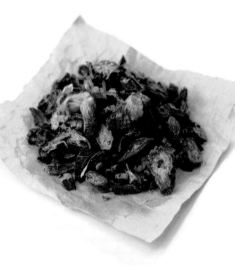

別名

野丈人、胡王使者、奈何草、白頭草、老和尚頭、耗子尾巴花、貓爪子花、山棉花根

藥材來源

為毛茛科植物，白頭翁的根。

使用注意

正氣虛並且兼有內寒、瀉痢者忌服。

藥材選購

白頭翁以根入藥，根一般呈圓錐形或圓柱形。選購時選擇根粗長、長相整齊、表皮為灰黃色且根頭部有白色茸毛的乾品。

單方

主治 腸墜偏腫。

用法 將白頭翁根搗爛後敷到患處上。

來源 《本草綱目》

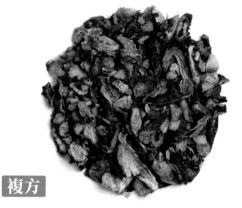

複方

主治 下痢、咽痛。

用料 白頭翁、黃連各一兩，木香二兩。

用法 將以上三種原料加水五升，煎成一升半，分三次服。

來源 《本草綱目》

白薇

性味	味苦、鹹，性寒，無毒
歸經	歸肺、胃、心、脾、腎經

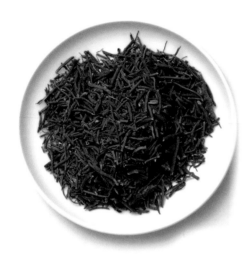

📑 別名

春草、白微、骨美、牛角膽草、苦膽草、節節空、婆婆針線包

📍 藥材來源

為蘿藦科植物，直立白薇或蔓生白薇的根。

❗ 使用注意

血虛、脾胃虛寒者忌服。

🛒 藥材選購

白薇以根莖入藥，根莖一般為圓柱形並呈結節狀。選購時選擇黃棕色、根條粗壯均勻、斷面為白色且實心的乾品。

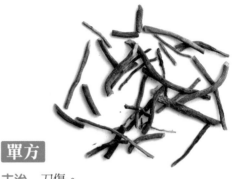

單方

主治 刀傷。

用法 將白薇根研成末敷在傷口上。

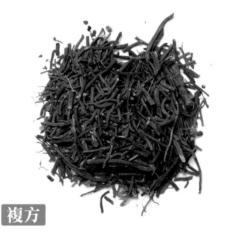

複方

主治 婦女產中虛煩嘔逆。

用料 白薇、桂枝各一份，竹皮、石膏各三份，甘草七份。

用法 上藥共研細末，加棗肉調成丸。每服一丸，米湯送下。有熱者白薇用量加倍。

來源 《本草綱目》

板藍根

性味	味苦，性寒
歸經	歸肺、心、胃經

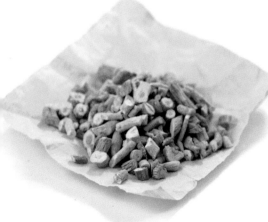

別名

藍靛根、大藍、草大青、馬藍、大葉
冬藍、青藍、板藍、北板藍根、藍龍
根、土龍根

藥材來源

為十字花科植物菘藍和草大青的根，
或爵床科植物馬藍的根莖及根。

使用注意

體虛但沒有實火，有溫毒證的人忌服。

藥材選購

板藍根一般為細長的圓柱形，選購時以根莖
平直粗壯、質地堅實、斷面為黃白色、粉性
較大的乾燥品為優。

常用方

主治 小兒被診出不暢及倒靨（痘瘡不能
結痂）。

用料 板藍根 30 克，甘草 23 克。

用法 以上藥材研為細末，每次 1.5 ～ 3
克，取雄雞冠血 2 ～ 3 點，溫酒少許，飯
後調服。

來源 《閻氏小兒方論》

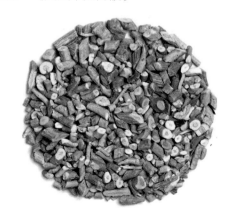

穿心蓮

性味	味苦，性寒，無毒
歸經	歸大腸、胃、肺、肝經

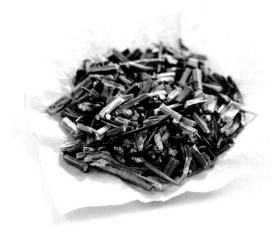

別名

春蓮秋柳、一見喜、苦膽草、日行千里、四方蓮、金香草、春蓮夏柳、苦草、萬病仙草

藥材來源

為爵床科植物，穿心蓮的全草。

使用注意

陽氣不足，脾胃虛弱者小心服用。

藥材選購

穿心蓮以其全草或葉片入藥，市場上出售的一般為其全草或葉片研製的粉末，選購時以鮮綠色的粉末乾品為優。

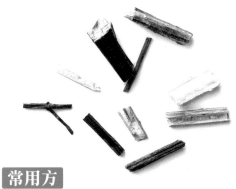

常用方

主治 耳內流膿，或黃或紅，或有臭氣。

用料 穿心蓮粉 0.3 克，豬膽汁粉 0.3 克，枯礬 0.6 克。

用法 將以上藥材研細，調勻。先以棉籤清除耳中膿液，再將本品少許吹入耳內，每日一次。

來源 《中醫耳鼻喉科學》

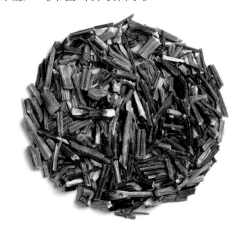

大青葉

性味	味苦,性寒,無毒
歸經	歸肝、心、胃經

🛒 藥材選購

大青葉是路邊青、繆藍、菘藍、草大青或馬藍的葉片,以葉片入藥。選購時可根據不同的品種特徵進行選擇。如路邊青葉,以葉大、無柄的乾葉片為優,繆藍葉以葉厚、藍綠色、無枝梗、無雜質者為優。

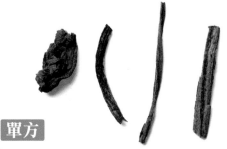

單方

主治　喉風喉痺。

用法　將大青葉搗成汁服下。

來源　《本草綱目》

🍃 別名

大青、藍靛葉、板藍根葉、菘藍葉、板藍葉

📍 藥材來源

為馬鞭草科植物路邊青、蓼科植物蓼藍、十字花科植物菘藍、草大青或爵床科植物馬藍等的葉或枝葉。

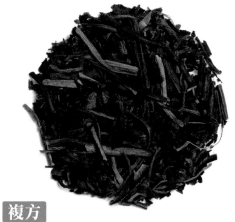

❗ 使用注意

脾胃虛弱者忌服。

複方

主治　口中生瘡。

用料　大青葉、蜂蜜。

用法　用蜂蜜浸大青葉含咽。

來源　《本草綱目》

淡竹葉

性味	味甘、淡,性寒,無毒
歸經	歸心、小腸、腎經

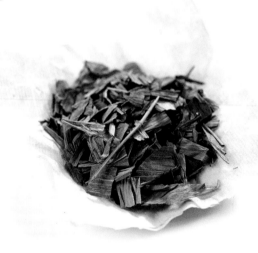

別名

竹葉門冬青、迷身草、竹葉麥冬、長竹葉、山冬、地竹、野麥冬、淡竹米、林下竹、土麥冬

藥材來源

為禾本科植物淡竹葉的全草。

使用注意

無實火、濕熱者小心服用,孕婦、身體虛弱較寒者禁服。

藥材選購

淡竹葉以全草入藥,市場上一般出售乾燥帶葉的莖枝,通常切成小段出售。選購時以葉大、梗少、顏色青綠的乾品為優。

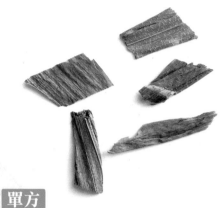

單方

主治 牙齦出血。

用法 將淡竹葉煎成濃汁含入嘴裡後漱洗。

來源 《本草綱目》

複方

主治 產後心中煩悶。

用料 生淡竹葉、麥冬各一升,甘草二兩,生薑、茯苓各三兩,大棗十四個,小麥五合。

用法 將以上七味用牙咬,放入一鬥水,先煮生淡竹葉、小麥,煮到八升的時候,再放入其他藥,再煮到三升即可。分三次服用。如果是心中虛悸者,加入人參二兩;如果是食少無穀氣者,加粳米五合;如果是氣逆者,加半夏二兩。

來源 《備急千金要方》

地骨皮

性味	味甘，性寒
歸經	歸肺、腎、肝經

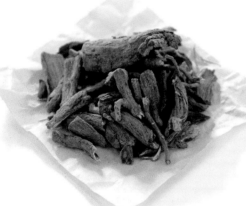

📑 別名

杞根、地節、枸杞根、山杞子根、甜齒牙根、山枸杞根、狗奶子根皮、狗地芽皮

📍 藥材來源

為茄科植物枸杞的根皮。

❗ 使用注意

脾胃虛弱者忌服。

🛒 藥材選購

地骨皮一般為筒狀、槽狀或不規則的卷片。選購時選擇筒比較粗、肉比較厚、整齊、空心且沒有碎片的乾品為優。

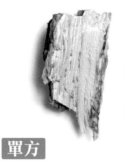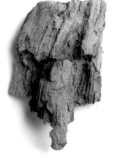

單方

主治 小便出血。

用法 將地骨皮洗淨，搗成自然汁，沒水則加水煎汁。每次服用一碗，加酒飯前溫服。

來源 《本草綱目》

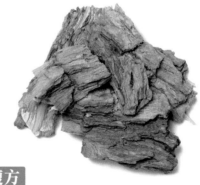

複方

主治 骨蒸煩熱（包括一切虛勞煩熱及大病後煩熱）。

用料 地骨皮二兩，防風一兩，甘草（炙）半兩，生薑。

用法 將地骨皮、防風、甘草（炙）和勻後。每取五錢，加生薑五片，水煎服。

來源 《本草綱目》

黃柏

性味	味苦,性寒
歸經	歸腎、膀胱、大腸經

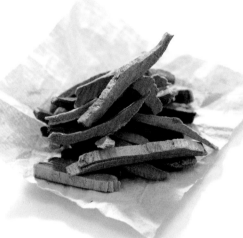

🍃 別名

黃蘗、元柏、蘗木

📍 藥材來源

為芸香科植物黃皮樹或黃蘗的乾燥樹皮。前者習慣稱為川黃柏,後者習慣稱為關黃柏。

❗ 使用注意

脾胃虛弱者忌服。

🛒 藥材選購

黃柏以其乾燥樹皮入藥。又分為關黃柏和川黃柏。選購時以皮片厚大、鮮黃色、沒有栓皮的乾品為優。

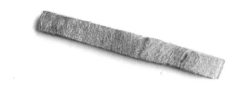

單方

主治 眼目昏暗。

用法 每天清晨含黃柏一片,吐唾液洗眼,長期堅持這麼做。

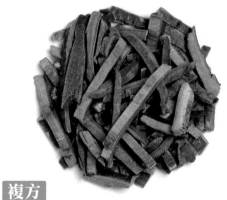

複方

主治 小兒膿瘡,遍身不乾。

用料 黃柏末、枯礬。

用法 用黃柏末加枯礬少許,敷抹即癒。

來源 《本草綱目》

黃連

性味	味苦，性寒
歸經	歸心、脾、胃、肝、膽、大腸經

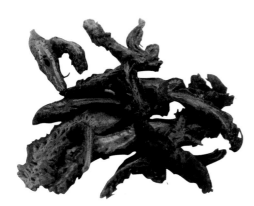

🍃 別名

雲連、雅連、川連、味連、雞爪連

📍 藥材來源

為毛茛科植物黃連、三角葉黃連或雲連的乾燥根莖。以上三種分別習慣稱為味連、雅連、雲連。

❗ 使用注意

脾胃虛弱、陰虛煩熱、由腎陰不足導致腹瀉的人都要小心服用。

🛒 藥材選購

黃連以其根莖入藥。選購時以根條肥壯、連珠形、質地堅實、斷面為紅黃色、無殘莖及鬚根的乾品為優。

單方

主治 牙痛。

用法 將黃連研成末後塗到疼痛的地方。

來源 《本草綱目》

複方

主治 破傷風。

用料 黃連五錢，酒一碗，黃蠟三錢。

用法 用黃連五錢，加酒一碗，煎至七成，再加黃蠟三錢溶化後，趁熱服。

來源 《本草綱目》

雞骨草

性味	味甘、微苦，性涼
歸經	歸肝、胃經

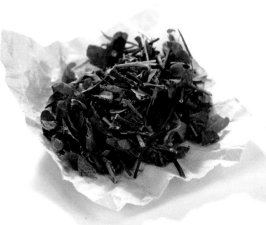

🍃 別名

紅母雞草、石門檻、黃食草、細葉龍鱗草、大黃草

📍 藥材來源

為豆科植物廣州相思子的乾燥全株。

❗ 使用注意

凡是虛寒體弱的人都要小心服用。

🛒 藥材選購

雞骨草以帶根全草入藥。選購時選擇根莖葉都比較齊全、比較完整、乾淨無雜質的乾燥全草為優。

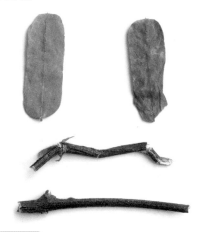

常用方

主治	黃疸。
用料	雞骨草二兩，紅棗七八枚。
用法	水煎服。
來源	《嶺南草藥志》

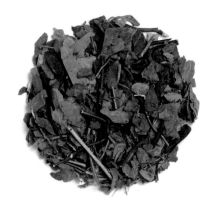

金蓮花

性味	味苦，性微寒
歸經	歸肺、胃經

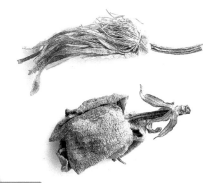

🛒 藥材選購

金蓮花以花入藥，一般花朵形狀不規則。選購時選擇花瓣完整、金黃色、無雜質、香氣濃烈的乾品為優。

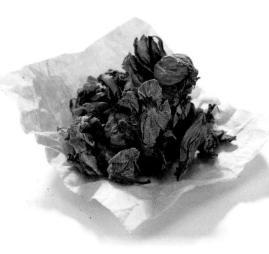

🍃 別名

旱地蓮、金芙蓉、旱金蓮、金疙瘩

📍 藥材來源

為毛茛科植物金蓮花和黨瓣金蓮花、矮金蓮花、短瓣金蓮花的花。

❗ 使用注意

脾胃虛寒的人要小心服用。

常用方

主治 急性中耳炎，急性鼓膜炎，急性結膜炎，急性淋巴管炎。

用料 金蓮花、菊花各三錢，生甘草一錢。

用法 所有藥材一起以水煎服。

來源 《河北中藥手冊》

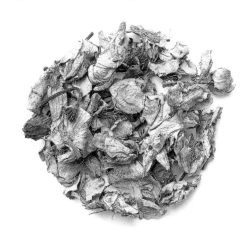

金蕎麥

性味	性涼，味澀、微辛
歸經	歸肺經

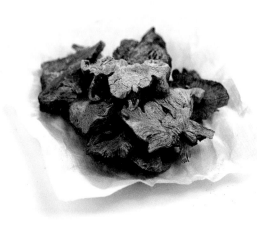

🍃 別名

野蕎麥、蕎麥三七、金鎖銀開

📍 藥材來源

為蓼科植物野蕎麥的根莖。夏、秋季採挖根莖，洗淨，曬乾。

🛒 藥材選購

金蕎麥以其根莖入藥，根莖一般為不規則的塊狀，表面多疙瘩，較粗糙。選購時以質地堅硬、根莖表皮灰紫色，斷面為淡紅棕色的乾品為優。

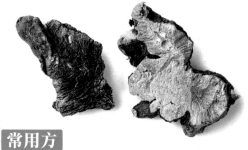

常用方

主治 鼻咽癌。

用料 鮮金蕎麥、鮮汗防己、鮮土牛膝各30克。

用法 以上三味藥水煎服。另取燈心草搗碎口含，用垂盆草搗爛外敷。

來源 《全展選編·腫瘤》

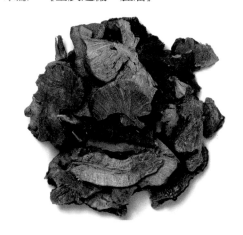

金銀花

性味	味甘，性寒
歸經	歸肺、心、胃經

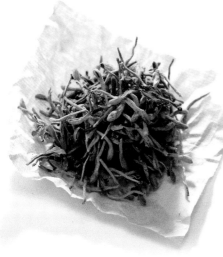

🍃 別名

忍冬花、銀花、蘇花、金花、金藤花、雙花、二花、二寶花

📍 藥材來源

為忍冬科植物忍冬的花蕾。

❗ 使用注意

脾胃虛弱或氣虛瘡瘍膿清的人忌服。

🛒 藥材選購

金銀花以其花蕾入藥。乾燥的金銀花蕾一般為長棒狀，略彎曲。選購時以花未開放、黃白色、花朵肥大的乾品為優。

單方

主治 身上發青。

用法 將一兩金銀花煎水服用。

來源 《本草綱目》

複方

主治 痔痛。

用料 忍冬全草，少許甘草。

用法 將忍冬全草（或根、莖、花、葉皆可）不拘多少，泡酒中，煨一夜，取出曬乾，加甘草少許，共研為末，用泡藥的酒調面和藥糊成丸，如梧子大。每服五十至百丸，開水或酒送下。此方名「忍冬丸」。

來源 《本草綱目》

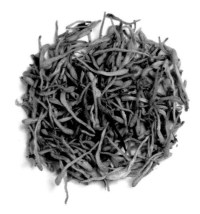

決明子

性味	味苦、甘，性微寒，無毒
歸經	歸肝、大腸、腎經

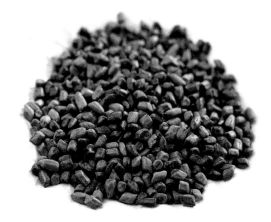

🍃 別名

草決明、羊明、羊角、假綠豆、馬蹄子、羊角豆、野青豆、夜拉子、羊尾豆

📍 藥材來源

豆科植物決明的成熟種子。

❗ 使用注意

脾胃虛弱者少服，低血壓患者、經常腹瀉者慎用。

🛒 藥材選購

決明子為決明的成熟種子，可入藥，一般呈菱形。選購時以顆粒飽滿、均勻、顏色為黃褐色的乾燥品為優。

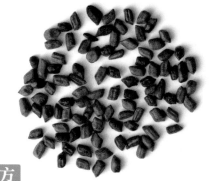

單方

主治 鼻血不止。

用法 將決明子研成末，加水調勻，敷到胸口處。

來源 《本草綱目》

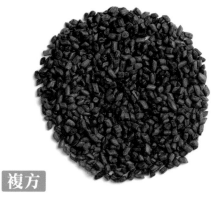

複方

主治 背瘡初起。

用料 決明子一升（搗碎），生甘草一兩。

用法 將以上兩種原料加水三升，煮到一升，分兩次服下。

來源 《本草綱目》

連翹

性味	味苦，性微寒，無毒
歸經	歸心、肝、膽、胃、三焦、大腸經

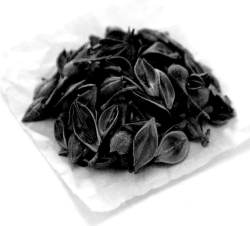

別名

旱連子、大翹子、蘭華、折根、連草、大翹、黃花杆、黃花瓣、黃花條、青翹

藥材來源

為木犀科植物，連翹的果實。

使用注意

脾胃虛弱、氣虛發熱、身上有膿瘡已潰爛者忌服。

藥材選購

連翹以其果實入藥，果實一般為長卵形。選購時以殼厚、無種子、黃色、純淨無雜質的乾品為優。

單方

主治 痔瘡腫痛。

用法 連翹煎湯熏洗，熏洗後刀上飛綠礬，入麝香研細，貼瘡。

來源 《本草從新》

複方

主治 瘰鬁結核。

用料 連翹、脂麻。

用法 連翹、脂麻等分為末，隨時吞服。

來源 《本草綱目》

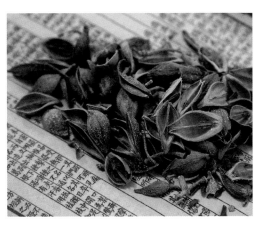

綠豆

性味	味甘，性涼，無毒
歸經	歸心、胃經

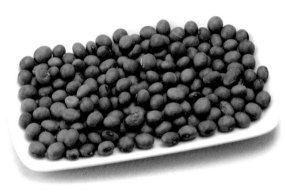

🍃 別名

青小豆

📍 藥材來源

為豆科植物，綠豆的種子。

❗ 使用注意

脾胃虛弱者要少吃。

🛒 藥材選購

綠豆以其種子入藥，選購時以豆粒大而飽滿，顏色為綠色的乾品為優。

單方

主治 消渴（糖尿病）。

用法 將綠豆放入米中一起煮粥吃即可。

來源 《本草綱目》

複方

主治 水腫。

用料 綠豆二合半，大附子一個（去皮臍，切作兩片）。

用法 用綠豆二合半、大附子一個（去皮臍，切作兩片），加水三碗，煮熟，臨臥時空心食豆。次日將原附子兩片又各切為二，另以綠豆二合半如前煮食。第三日照第一日、第四日照第二日食豆。水從小便下，腫自消。未消可多吃幾次，忌食生冷、毒物、鹽、酒。

來源 《本草綱目》

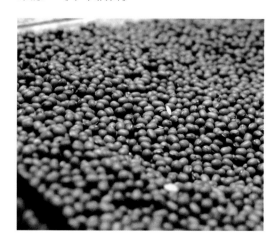

馬齒莧

性味	味酸，辛，性寒，無毒
歸經	歸大腸、肝、胃經

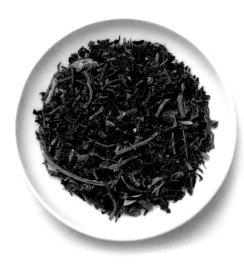

別名

馬齒草、馬齒菜、馬齒龍芽、豬母菜、馬蛇子菜、螞蟻菜、馬踏菜、長壽菜

藥材來源

為馬齒莧科植物，馬齒莧的全草。

使用注意

脾胃虛弱者忌服，孕婦慎用。

藥材選購

馬齒莧以全草入藥，全草一般多皺縮捲曲成團。選購時以植株小、質地較嫩、葉子較多、青綠色、無雜質且比較完整的乾品為優。

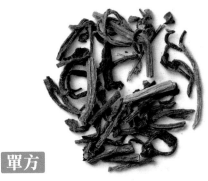

單方

主治　風齒腫痛。

用法　將一把馬齒莧嚼成汁浸敷患處，腫痛即可消退。

來源　《本草綱目》

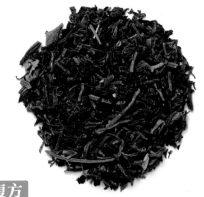

複方

主治　疔瘡腫毒。

用料　馬齒莧二份，石灰三份，雞蛋蛋白。

用法　將馬齒莧和石灰共研為末，加雞蛋蛋白調勻敷塗。

來源　《本草綱目》

馬尾連

性味	味苦，性寒
歸經	歸心、肝、大腸經

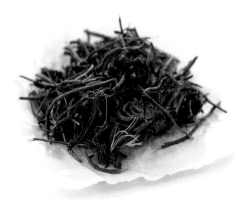

別名

馬尾黃連、羊不食

藥材來源

為毛茛科唐松草屬植物，多葉唐松草及高原唐松草，以根部入藥。

使用注意

脾胃虛寒者慎用。

藥材選購

馬尾連以其根部入藥，質地較輕脆而易斷。選購時以根條均勻、根皮顏色為金黃色的乾品為佳。

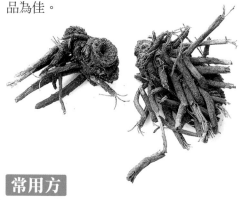

常用方

主治　小兒傷風發熱及麻疹將出。

用料　馬尾連、蟬蛻、菊花、牛蒡子（大力子）、防風、薄荷、甘草，煎湯服。

用法　所有藥材一起煎湯服。

來源　《四川中藥志》

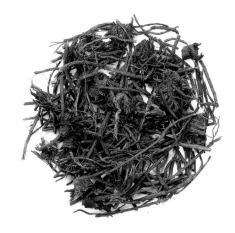

牡丹皮

性味	味辛、苦，性微寒
歸經	歸心、肝、腎、肺經

🛒 藥材選購

牡丹皮以牡丹的根皮入藥，根皮一般為圓筒狀或半筒狀，選購時以根皮粗長而厚、粉性足、結晶狀物較多且香氣濃的乾品為優。

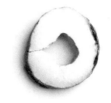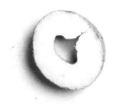

單方

主治 刀傷後內出血。

用法 將牡丹皮研成末，用水沖服下些許。瘀血即可自尿中排出。

來源 《本草綱目》

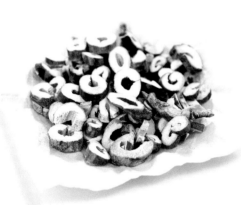

🍃 別名

牡丹根皮、丹皮、丹根、牡丹、吳牡丹、木芍藥、洛陽花、粉丹皮

📍 藥材來源

為毛茛科植物，牡丹的根皮。

❗ 使用注意

胃氣虛寒者禁服，孕婦以及月經過多者慎用。

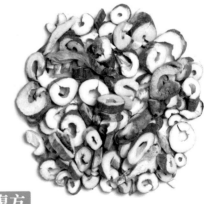

複方

主治 損傷瘀血。

用料 牡丹皮二兩，虻蟲二十一個（熬過）。

用法 將以上兩種材料一起搗碎，每天早晨服一匙，溫酒送下。

來源 《本草綱目》

蒲公英

性味	氣微，味微苦，性寒
歸經	歸肝、胃經

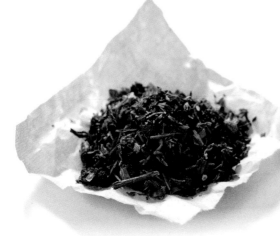

別名

蒲公草、金簪草、黃花苗、黃花郎、婆婆丁、黃花地丁、黃狗頭

藥材來源

為菊科植物，蒲公英的帶根全草。

使用注意

脾胃虛弱、陽虛外寒者忌服。

藥材選購

蒲公英以其帶根全草入藥，選購時以根莖完整、葉片較多、顏色為灰綠色、無雜質的乾品為優。

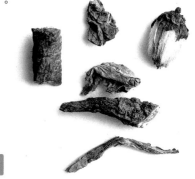

單方

主治 乳癰紅腫。

用法 將一兩蒲公英搗爛，加兩碗水煎成一碗，飯前服用。

來源 《本草綱目》

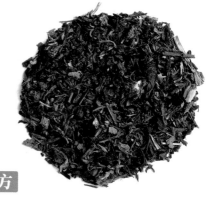

複方

主治 疳瘡疔毒。

用料 蒲公英。

用法 將蒲公英搗爛敷塗，同時又搗汁和酒煎服。

來源 《本草綱目》

青蒿

性味	味苦、微辛,性寒,無毒
歸經	歸肝、脾、胃、心、腎、膽經

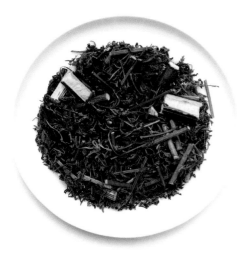

別名

草蒿、三庚草、野蘭蒿、黑蒿、香蒿、
黃花蒿、香青蒿、青蒿梗

藥材來源

為菊科植物,青蒿或黃花蒿的地上
部分。

使用注意

脾胃虛弱,產後血虛者禁服。

藥材選購

青蒿以全草入藥,選購時以植株質嫩、顏色為
綠色、無雜質、含清香氣味的乾品為優。

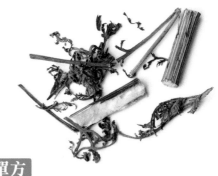

單方

主治　牙齒腫痛。

用法　將一把青蒿煎成湯藥漱口。

來源　《本草綱目》

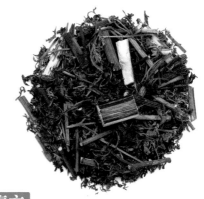

複方

主治　虛勞盜汗,煩熱口乾。

用料　青蒿一斤,人參末、麥冬末各一兩。

用法　將青蒿取汁熬膏,加人參末、麥冬末
各一兩,熬至能捏丸時,做成丸,如梧子大。
每服二十丸,飯後服,米湯送下。此方名「青
蒿丸」。

來源　《本草綱目》

夏枯草

性味	味苦、辛，性寒，無毒
歸經	歸肝、膽經

藥材選購

夏枯草以其果穗入藥，果穗一般呈長圓柱形或寶塔形。選購時以體輕質脆、紫褐色、果穗肥大、微有清香氣的乾品為優。

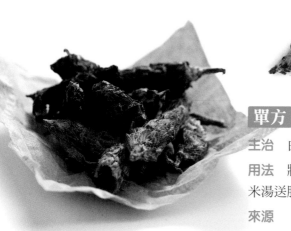

別名

夕句、乃東、燕面、麥穗夏枯草、麥夏枯、鐵線夏桔、鐵色草、棒柱頭花

藥材來源

為唇形科植物夏枯草的果穗。

使用注意

脾胃虛弱者慎用。

單方

主治 白帶異常。

用法 將夏枯草陰乾，研成末，每次飯前用米湯送服，每次服二錢。

來源 《本草綱目》

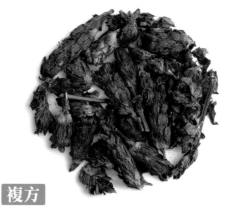

複方

主治 肝虛目痛（冷淚不止，羞明畏日）。

用料 夏枯草半兩，香附一兩。

用法 將夏枯草、香附共研為末。每服一錢，茶湯調下。

來源 《本草綱目》

玄參

性味	味苦、鹹，涼，無毒
歸經	歸肺、胃、脾、心、腎經

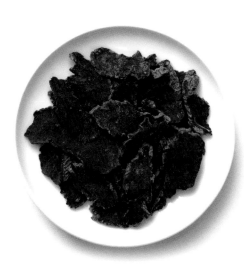

別名

重台、鬼藏、正馬、玄台、逐馬、
馥草、黑參、野脂麻、元參

藥材來源

為玄參科植物，玄參的根。

使用注意

脾胃虛弱者忌服。

藥材選購

玄參以其根部入藥，根一般為圓柱形。選購
時以根枝肥大、根皮細緻、質地堅實、無蘆
頭、根肉為烏黑色的乾品為優，枝小、皮粗、
帶蘆頭的不要選購。

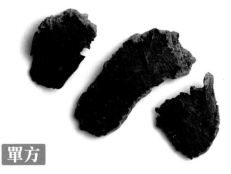

單方

主治　頸部淋巴結核。

用法　用玄參泡酒，每次飲食少許。

來源　《本草綱目》

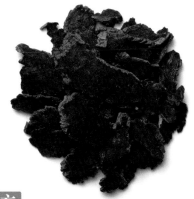

複方

主治　急喉痹風。

用料　玄參、鼠粘子（半生半炒）各一兩。

用法　將上述兩種材料共研為末。新汲水一
碗調服，立癒。

來源　《本草綱目》

鴨蹠草

性味	味甘,性寒,無毒
歸經	歸心、肝、膽、脾、腎、小腸、大腸經

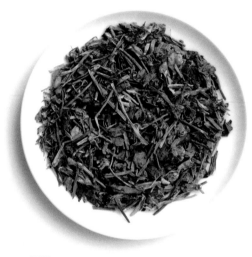

別名

淡竹葉菜、帽子花、鴨腳草、竹剪草、蘭花草、鴨腳板草、鵝兒菜、雞冠菜

藥材來源

為鴨蹠草科植物鴨蹠草的全草。

使用注意

脾胃虛弱者用量要少。

藥材選購

鴨蹠草以其全草入藥,全草一般為黃綠色,莖為方形,表面光滑,葉皺縮成團。選購時以完整、黃綠色、無泥沙等雜質的乾品較為優。

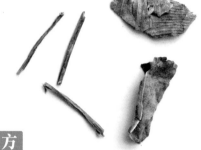

單方

主治 赤白痢。

用法 將鴨拓草煎湯每天服用。

來源 《本草綱目》

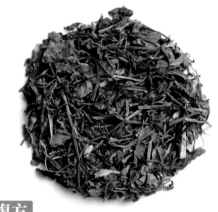

複方

主治 小便不通。

用料 鴨蹠草一兩,車前草一兩。

用法 將以上兩種材料共搗出汁,加蜜少許,空心服。

來源 《本草綱目》

野菊花

性味	味苦、甘、辛，性涼，無毒
歸經	歸肺、肝經

🛒 藥材選購

野菊以其頭狀花序入藥，選購時以花瓣完整、顏色為黃色、無雜蟲、香氣濃烈的乾品為優。

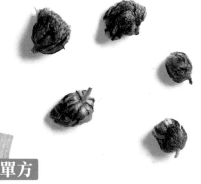

單方

主治 夏令熱癤及皮膚濕瘡潰爛。

用法 以野菊花煎濃湯洗滌，並以藥棉或紗布浸藥湯掩敷，一日數次。

來源 《本草推陳》

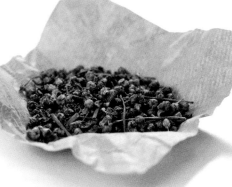

🌿 別名

野山菊、路邊菊、黃菊仔、野黃菊、山九月菊

📍 藥材來源

為菊科植物野菊、北野菊或岩香菊的頭狀花序。

❗ 使用注意

孕婦以及脾胃虛弱者慎用。

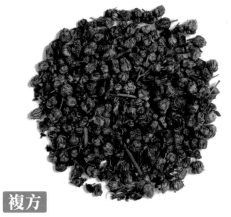

複方

主治 天疱瘡。

用料 野菊花根、棗木。

用法 用野菊花根、棗木共煎湯洗患處。

來源 《本草綱目》

銀柴胡

性味	味甘、苦，性微寒，無毒
歸經	歸肝、膽、胃經

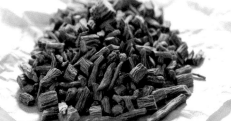

藥材選購

銀柴胡以其根部入藥，根一般呈圓柱形，選購時以根條長、根皮淡黃棕色、斷面黃白色的乾品為優。

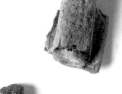

別名

銀胡、山菜根、山馬踏菜根、牛肚根、白根子、土參、鱉血銀柴胡、絲石竹

藥材來源

為石竹科植物，銀柴胡的根。

使用注意

血虛無熱以及外感風寒者忌服。

常用方

主治 虛勞陰虛火旺，骨蒸潮熱，身體羸瘦，脈細數。

用料 銀柴胡 4.5 克，胡黃連、秦艽、鱉甲（醋炙）、地骨皮、青蒿、知母各 3 克，甘草 1.5 克。

用法 用水 400 毫升，煎至 320 毫升，空腹時服。

來源 《證治準繩·類方》

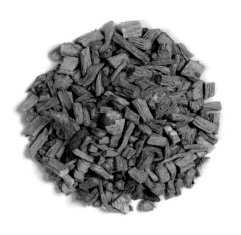

魚腥草

性味	味辛，性微寒
歸經	歸肝、肺經

🛒 藥材選購

魚腥草以全草入藥，選購時以莖葉完整、莖表面淡紅褐色、葉片多且為綠色、有花穗、無泥土等雜質，且將其揉碎後魚腥味濃烈的乾品為優。

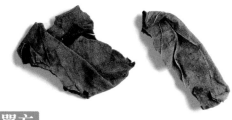

單方

主治 痔瘡腫痛。

用法 將一把魚腥草煎成湯熏洗患處，洗過後再用魚腥草包敷。

來源 《本草綱目》

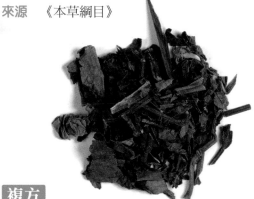

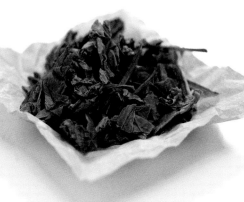

🍃 別名

紫背魚腥草、側耳根、豬鼻孔、九節蓮、雞虱草、狗貼耳、肺形草、辣子草

📍 藥材來源

為三白草科植物，蕺菜的帶根全草。

❗ 使用注意

氣血虛弱者，患有陰性外傷者忌服。

複方

主治 蛇蟲咬傷。

用料 魚腥草、鶴虱草（皺面草）、槐樹葉、草決明各適量。

用法 將以上四種材料一起搗爛敷塗。

來源 《本草綱目》

梔子

性味	味苦,性寒,無毒
歸經	歸心、肝、肺、胃經

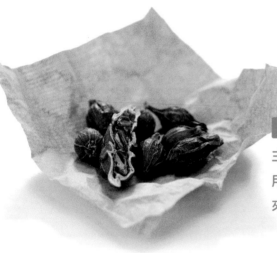

別名

木丹、鮮支、支子、越桃、山梔子、枝子、小巵子、黃雞子、黃荑子、黃梔子

藥材來源

為茜草科植物,山梔的果實。

使用注意

脾胃虛弱、糞便稀薄而不成形者忌服。

藥材選購

梔子即為山梔的果實,以果實入藥。選購時以果小而完整、果仁飽滿、果內外皆為紅色的乾品為優,個大、果皮棕黃色、果仁小的次品不要購買。

單方

主治 流鼻血。

用法 將梔子燒成灰,吹入鼻中。

來源 《本草綱目》

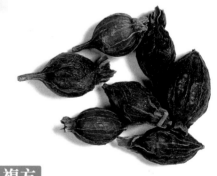

複方

主治 小兒狂躁(蓄熱在下,身熱狂躁,昏迷不食)。

用料 梔子仁七枚,豆豉五錢。

用法 將以上兩種材料加水一碗,煎至七成服下,或吐或不吐,均有效。

來源 《本草綱目》

淡竹葉

性味	味辛、甘味淡，性寒，無毒
歸經	歸心、肺、膽、胃經

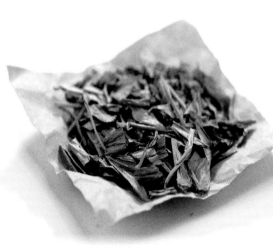

別名

山雞米草

藥材來源

為禾本科植物淡竹的葉。

使用注意

脾胃虛弱以及便溏者禁用。

藥材選購

淡竹葉一般為狹披針形，氣味較弱。選購時可以選那些葉片完整、無枝梗、顏色較綠的乾品。

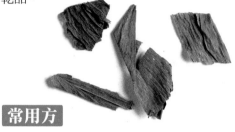

常用方

主治 產後虛渴，少力氣。

用料 淡竹葉 15 克，甘草、茯苓、人參各 3 克，小麥 15 克，生薑 9 克，大棗 14 枚，半夏 9 克，麥冬 15 克。

用法 以上藥材碎為小塊，用水 900 毫升，煮淡竹葉、小麥，取 700 毫升，去渣，加入其他藥再次煎，取 300 毫升，分兩次溫服。

來源 《備急千金要方》

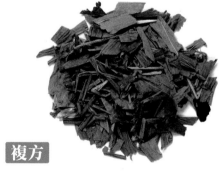

複方

主治 上氣發熱（急熱之後，飲冷水所引起）。

用料 淡竹葉三斤，橘皮三兩。

用法 將以上兩種材料加水一鬥，煮成五升，細細飲服。三天服一劑。

來源 《本草綱目》

白鮮皮

性味	味苦、鹹，性寒，無毒
歸經	歸脾、肺、小腸、胃、膀胱經

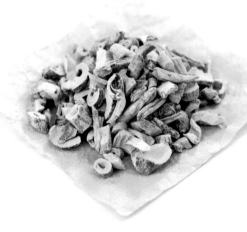

別名

北鮮皮、白鮮、白蘚、白膻、白羊鮮、金雀兒椒、地羊膻、野花椒、八股牛

藥材來源

為芸香科植物，白鮮的根皮。

使用注意

脾胃虛寒證者忌用。

藥材選購

白鮮皮為白鮮的根皮，一般為捲筒狀或雙捲筒狀，選購時以塊大、皮厚、捲筒狀且沒有木心的乾品為優。

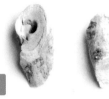

單方

主治 熱病，狂言不止。

用料 白鮮皮 15 克，黃芩 15 克，秦艽 15 克（去苗），犀牛角屑（以水牛角代）15 克，甘草 15 克（炙微赤，銼），麥冬 15 克（去心），大青 15 克，杏仁 15 克（湯浸，去皮、尖、雙仁，麩炒微黃）

用法 上藥搗篩為散。每服 15 克，以水 350 毫升，煎至 175 毫升，去渣，不計時候，溫服。

來源 《太平聖惠方》

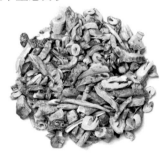

複方

主治 少小客忤挾實。

用料 白鮮皮、大黃、甘草各一兩，芍藥、茯苓、細辛、桂心各十八銖。

用法 將以上七味搗碎，以水二升，煮取九合，分三服。

來源 《備急千金要方》

敗醬草

性味	味辛、苦，性微寒，無毒
歸經	歸肝、胃、大腸、心包經

藥材選購

敗醬草以其帶根全草入藥，選購時以葉片多、豆醬氣濃、沒有泥沙雜草等雜質的乾品為優。

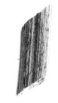

單方

主治 產後腹痛。

用法 將五兩敗醬草，加四升水，煮成二升，每次服二合，一天服三次。

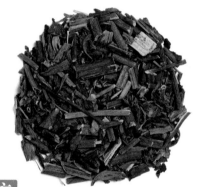

別名

鹿腸、馬草、澤敗、鹿醬、野苦菜、苦豬菜、豆豉草、豆渣草

藥材來源

為敗醬科植物白花敗醬、黃花敗醬或其近緣植物的帶根全草。

使用注意

久病脾胃虛弱，泄瀉不思飲食者不宜服用。虛寒下脫之症也不宜服用。

複方

主治 腹癰有膿。

用料 薏仁取十份，附子取二份，敗醬草取五份。

用法 將以上三種原料共搗為末。每取一匙，加水二升，煎成一升，一次服下。

來源 《本草綱目》

半邊蓮

性味	味甘、淡，性寒，無毒
歸經	歸心、小腸、肺經

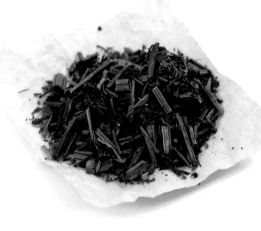

別名

急解索、蛇利草、細米草、蛇舌草、魚尾花、半邊菊、半邊旗、奶兒草、半邊花

藥材來源

為桔梗科植物半邊蓮的帶根全草。

使用注意

有虛證者不宜服用。

藥材選購

半邊蓮以其帶根全草入藥，其全草一般皺縮成團。選購時以根莖黃、葉片綠、沒有泥沙等雜質的乾品為優。

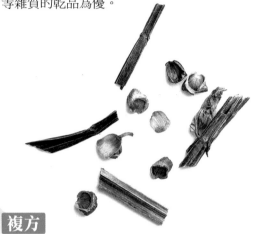

複方

主治 氣喘。

用料 半邊蓮、雄黃各二錢。

用法 上兩味共搗成泥，放碗內，蓋好，等顏色變青後，加飯做成丸，如梧子大。每服九丸，空心服，鹽湯送下。

來源 《本草綱目》

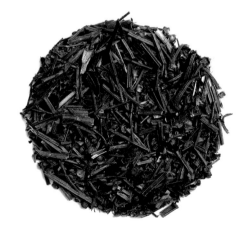

地錦草

性味	味苦、辛,性平,無毒
歸經	歸肺、肝、胃、大腸、膀胱經

藥材選購

地錦草以其全草入藥,全草一般皺縮捲曲,根比較細小,莖質脆,中空,斷面黃白色。選購時以葉片顏色綠、莖綠褐色或帶紫紅色、帶花果的乾品為優。

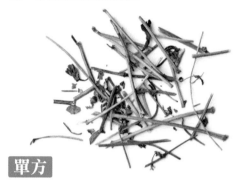

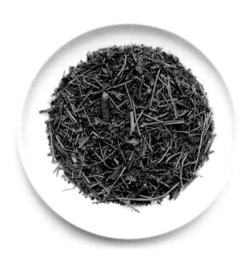

別名

地聯、夜光、承夜、地噤、地錦、醬瓣草、草血竭、血見愁、血風草

藥材來源

為大戟科植物,地錦草的全草。

使用注意

久病脾胃虛弱,泄瀉不思、飲食者不宜服用。凡是有虛寒下脫之症也不要服用。

單方

主治 刀傷出血不停。

用法 將地錦草搗爛塗到患處。

來源 《本草綱目》

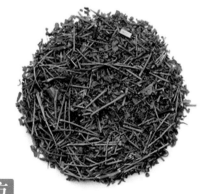

複方

主治 婦女血崩。

用料 嫩地錦草、鹽、薑。

用法 將嫩地錦草蒸熟,加鹽、薑調食,並喝一兩杯酒送下。

來源 《本草綱目》

膨大海

性味	味甘，性寒
歸經	歸肺、大腸經

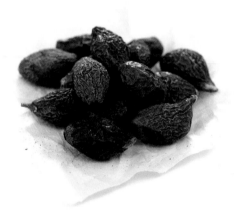

別名

安南子、大洞果、胡大海、大發、通大海、大海子

藥材來源

為梧桐科植物膨大海的種子。

使用注意

感冒的時候不要服用。

藥材選購

膨大海以其種子入藥，種子一般為橢圓形、表面黃棕色或棕色。選購時以種子大、質地堅實、顏色為棕色、有細皺紋及光澤的乾品為優。

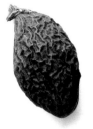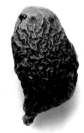

常用方

主治　咽喉腫痛，失音聲啞，口燥舌乾。

用料　鮮青果 5 千克，膨大海 120 克，錦燈籠 60 克，山豆根 30 克，天花粉 120 克，麥冬 120 克，訶子肉 120 克。

用法　以上藥材切碎，水煎三次，分次過濾後去渣，濾液合併，用文火熬煎濃縮至膏狀，以不滲紙為度。每 30 克膏汁兌蜜 30 克。每服 9～15 克，一日 2 次，溫開水調化送下。

來源　《北京市中藥成方選集》

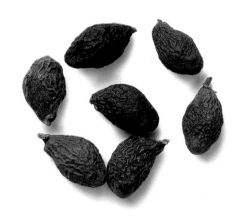

第三章 瀉下藥

瀉下藥是指用以通利大便的藥物。

瀉下藥具有瀉下通便、消除胃腸積滯、清導實熱、攻逐瘀血、排除水飲等功效。臨床用於大便不通、宿食停滯、瘀血停滯、實熱內結、寒積或水飲停蓄等裡實證；也可用於某些實熱證，高熱不退、譫語發狂；或火熱上炎，熱邪壅盛，頭痛、目赤、口瘡、牙齦腫痛及火熱熾盛引起的上部出血等證。

番瀉葉

性味	味甘、苦，性寒涼
歸經	歸大腸經

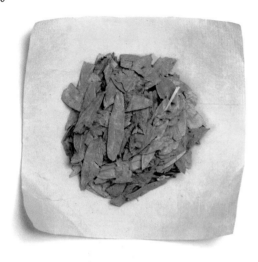

別名

旃那葉、瀉葉、泡竹葉

藥材來源

豆科植物狹葉番瀉或尖葉番瀉的小葉。

使用注意

孕婦慎用。

藥材選購

番瀉葉分狹葉和尖葉兩種，兩者的小葉都可入藥。選購時都以葉片大而完整、梗少且無泥沙等雜質、顏色綠的乾品為優。

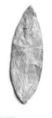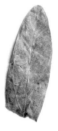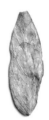

單方

主治 消化道出血（胃、十二指腸潰瘍、胃炎等）。

用法 將適量番瀉葉研成細粉，裝入膠囊（每粒膠囊含生藥 0.5 克）。每次以溫開水送服 2 粒，每天三次。

來源 《單驗方》

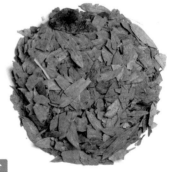

複方

主治 胃弱消化不良，便秘腹膨脹，胸悶。

用料 番瀉葉一錢，生大黃六分，橘皮一錢，黃連五分，丁香六分。

用法 以上所有藥材以沸熱開水溫浸兩小時，去渣濾過，一天分三次服用。

來源 《現代實用中藥》

大黃

性味	味苦，性寒
歸經	歸胃、脾、心包、大腸、肝經

藥材選購

大黃以其根莖入藥，選購時以質地重而堅實、根莖表面黃棕色、錦紋及星點明顯、氣味清香且不澀、嚼起來發黏的乾品為優。

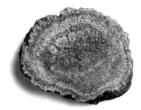

單方

主治 凍瘡。

用法 先將大黃研末，然後加水調勻後塗抹在患處。

來源 《本草綱目》

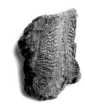

別名

將軍、錦紋、黃良、火參、膚如

藥材來源

為蓼科植物掌葉大黃、唐古特大黃或藥用大黃的根莖

用藥禁忌

脾胃虛弱者，血虛氣弱者慎用，婦女妊娠期、月經期、哺乳期不要服用。

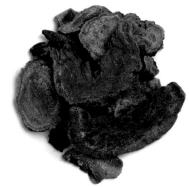

複方

主治 腰腳風痛。

用料 大黃二兩。

用法 將大黃切成小塊，加少許酥油炒乾，不能炒焦。搗爛篩過。每服二錢，空心服，煮開過多次的薑湯送下。瀉出冷膿惡物，痛即止。

來源 《本草綱目》

蘆薈

性味	味苦,性寒
歸經	歸肝、大腸經

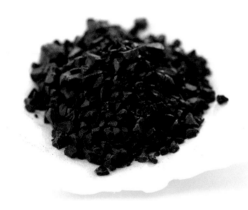

別名

蘆會、訥會、象膽、奴會、勞偉

藥材來源

為百合科植物庫拉索蘆薈、好望角蘆薈或斑紋蘆薈葉中的液汁經濃縮的乾燥品。

使用注意

不要過量服用,過量服用會導致腹痛、盆腔充血,甚至引起腎炎。婦女妊娠期、月經期、哺乳期不要服用,有寒證者也不要服用。

藥材選購

蘆薈以其液汁經濃縮的乾品入藥。又分為老蘆薈和新蘆薈。選購時以氣味濃、溶於水中無泥沙等雜質的為優。

單方

主治　蟲牙。

用法　將蘆薈研末敷到蟲牙上。

來源　《本草綱目》

複方

主治　濕癬。

用料　蘆薈一兩,炙甘草半兩。

用法　將以上兩味共研為末,先以溫漿水洗癬,擦乾後敷上藥末,有奇效。

來源　《本草綱目》

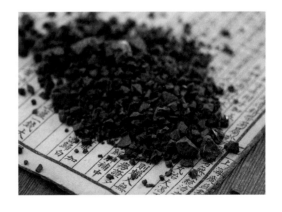

牽牛子

性味	味苦、辛，性寒，有毒
歸經	歸肺、腎、大腸、小腸經

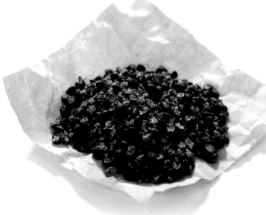

別名

牽牛、狗耳草、牽牛花、勤娘子、薑花、打碗花、喇叭花

藥材來源

為旋花科植物，牽牛或毛牽牛等的種子。

使用注意

氣虛胃弱者及孕婦忌服。此藥不可與巴豆同用。

🛒 藥材選購

牽牛子為牽牛或毛牽牛的種子，有白色和黑色兩種，可入藥。選購時以種粒成熟而飽滿、沒有皮殼等雜質、沒有黑白相雜的乾品為優。

常用方

主治 水腫，腳氣，奔豚氣，上攻心胸不可忍。

用料 牽牛子、檳榔（煨，銼）、木香、赤茯苓（去黑皮）、陳皮（去白，焙）各30克。

用法 以上藥材粗搗篩。每次6克，用水150毫升煎兩三沸，去渣溫服。

來源 《聖濟總錄》

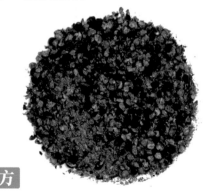

複方

主治 小兒腫病，大、小便不利。

用料 黑牽牛、白牽牛各二兩。

用法 黑牽牛、白牽牛各二兩，炒取頭末，加水和成丸，如綠豆大。每服二十丸，蘿蔔煎湯送下。

來源 《本草綱目》

073

玄明粉

性味	味辛、鹹，性寒，無毒
歸經	歸胃、心、肺、大腸經

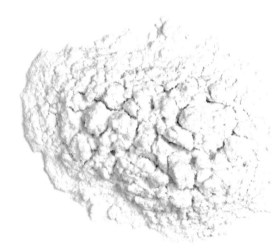

別名

白龍粉、風化硝

藥材來源

為芒硝經風化失去結晶水而成的無水硫酸鈉。

使用注意

孕婦以及脾胃虛弱者忌服。

藥材選購

玄明粉為芒硝風化後而成的無水硫酸鈉，呈白粉末狀，可入藥。選購時以質地疏鬆、顏色白、沒有臭味的乾品為優。

單方

主治　止鼻血、鼻水。

用法　以清水送服二錢玄明粉。

來源　《本草綱目》

複方

主治　傷寒發狂。

用料　玄明粉二錢，朱砂一錢。

用法　將以上兩味研細，冷水送服。

來源　《本草綱目》

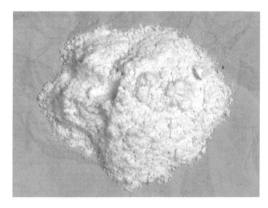

芒硝

性味	味辛、苦、鹹,性寒
歸經	歸胃、肺、脾、腎、小腸、三焦、大腸經

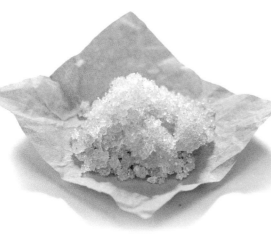

別名

盆消

藥材來源

為礦物芒硝經煮煉而得的精製結晶。

用藥禁忌

脾胃虛寒者及孕婦忌服。

藥材選購

芒硝入藥者為棱柱狀或長方形結晶,無色透明,質地比較脆。選購時以無色透明,塊狀結晶者為佳。

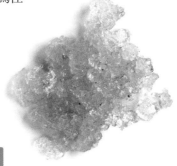

單方

主治 漆瘡(因接觸漆樹、漆液、漆器,或僅嗅及漆氣而引起的常見皮膚病)。

用法 以五兩芒硝用水浸泡開後洗患處。

來源 《備急千金要方》

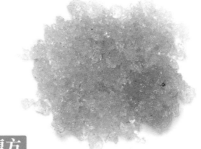

複方

主治 傷寒六七日,結胸熱實,脈沉而緊,心下痛。

用料 大黃六兩(去皮),芒硝一升,甘遂一錢匕。

用法 加水六升,先煮大黃,取二升,去掉渣,加入芒硝,煮開後加入甘遂末調勻,以溫水送服一升。

來源 《傷寒論》

第四章
利水滲濕藥

利水滲濕藥是中藥中的利尿藥。但也不完全等於利尿藥。濕有兩種含意：一是有形的水分在體內滯留，形成水腫，尤以下肢水腫明顯，宜用利水滲濕藥消除水腫；二是痰飲，黏稠的液體為痰，如慢性支氣管炎就有大量痰液積留，胃炎等會引起水分或分泌物在胃內積留，以及體腔內的異常液體（胸水、腹水等）都屬於痰飲，可適當配合利水滲濕藥治療。

金錢草

性味	味甘、微苦；性涼
歸經	歸肝、膽、腎、膀胱經

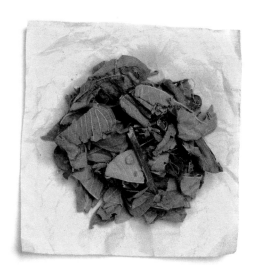

別名

神仙對坐草、地蜈蚣、蜈蚣草、銅錢草、野花生、仙人對坐草、四川大金錢草

藥材來源

為報春花科植物過路黃的全草。

使用注意

凡陰疽諸毒、脾虛泄瀉者，忌搗汁生服。

藥材選購

金錢草以其全草入藥，其全草多皺縮成團，選購時以葉片大、顏色綠的乾品為優。

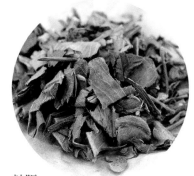

常用方

主治　黃疸、鼓脹。

用料　金錢草七至八錢，白茅根、車前草各四至五錢，荷包草五錢。

用法　以上藥材一起水煎服用。

來源　《浙江民間草藥》

複方

主治　傷風咳嗽。

用料　鮮金錢草五至八錢（乾的三至五錢），冰糖半兩。

用法　以上藥材加入開水煎煮一個小時，煎好後每天服用兩次。

來源　《福建民間草藥》

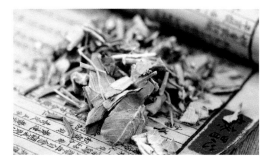

虎杖

性味	味苦,性微寒,無毒
歸經	歸肝、膽、肺經

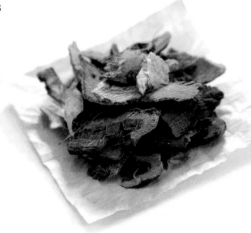

別名

鳥不踏、斑根、酸榴根、土地榆、雄黃連、大活血、血藤、黃地榆

藥材來源

為蓼科植物,虎杖的根莖。

使用注意

孕婦禁用。

藥材選購

虎杖以其根莖入藥,根的形狀一般為圓錐形或塊狀,選購時以根條粗壯、質地堅實、根心不枯朽的乾品為優。

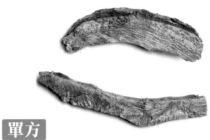

單方

主治　小便五淋。

用法　將虎杖研為粉末,每次以米湯送服二錢。

來源　《本草綱目》

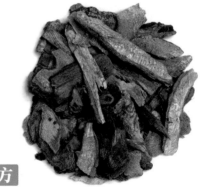

複方

主治　消渴。

用料　虎杖、海浮石(燒過)、海螵蛸(烏賊骨)、朱砂等份。

用法　將上藥共研為末。渴時,以麥門冬湯沖服二錢。一天服三次。忌酒、魚、面、生冷、房事。

來源　《本草綱目》

燈心草

性味	味甘、淡，性寒，無毒
歸經	歸心、肺、脾、小腸、膀胱經

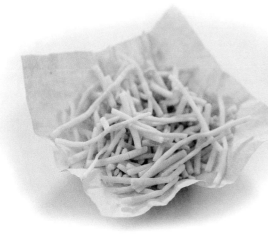

別名

燈心、燈草、碧玉草、水燈心、鐵燈心、豬矢草、燈芯草、虎酒草、曲屎草、老虎鬚

藥材來源

燈心草科植物燈心草的莖髓或全草。

使用注意

中寒小便不禁者以及虛寒者均不宜服用。

藥材選購

燈心草以其全草或莖髓入藥，莖髓一般呈細長的圓柱形。選購時以莖條長且粗細均勻、顏色白、有彈性的乾品為優。

常用方

主治 水腫。

用料 燈心草 500 克（以米粉漿染，曬乾，研末入水澄之，浮者為燈心草，取出又曬乾，入藥用 75 克，而沉者為米粉漿不用），赤、白茯苓（去皮，兼用）、茯神（去木）各 150 克，滑石（水飛）150 克，豬苓（去皮）60 克，澤瀉（去蘆）90 克。

用法 以上藥材研為細末，以潞黨參熬膏和丸，龍眼大，朱砂為衣，飛金為裏。每次服用 1 丸。

來源 《重訂通俗傷寒論》

複方

主治 鼻血不止。

用料 燈心草一兩，朱砂一錢。

用法 將燈心草研末，加朱砂一錢。每服二錢，米湯送下。

來源 《本草綱目》

冬葵子

性味	味甘，性寒，無毒
歸經	歸大腸、小腸、膀胱經

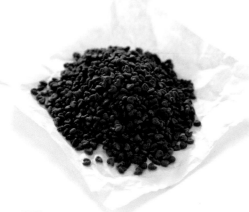

別名

葵子、葵菜子、冬葵菜、滑菜、滑腸菜、金錢葵、冬寒菜、冬莧菜、苘菜、滑滑菜

藥材來源

為錦葵科植物冬葵的種子。

使用注意

孕婦不宜服用，脾虛腸滑者禁用。

🛒 藥材選購

冬葵子為冬葵的種子，可入藥。一般為圓形扁平的橘瓣狀。選購時以種子顆粒飽滿、表面灰褐色、質地堅實的乾品為優。

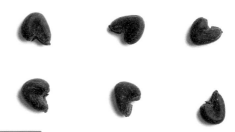

單方

主治 小兒膀胱熱甚，血淋不止，水道澀痛。

用料 生地黃 15 克，冬葵子（銼）、蒲黃各 15 克。

用法 以上藥材加水 300 毫升，煎至 150 毫升，去渣，不計時候，量兒大小，份減服之。

來源 《太平聖惠方》

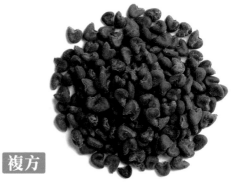

複方

主治 面皰甚者。

用料 冬葵子、柏子仁、茯苓、冬瓜子。

用法 將以上四味等份研末，酒服方寸匕，食後服，日三。

來源 《備急千金要方》

車前草

性味	味甘，性寒
歸經	歸肝、腎、肺經

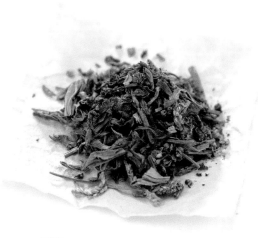

🍃 別名

當道、牛舌草、車輪菜、蛤蟆草、白貫草、豬耳草、七星草、打官司草、車轱轆草

📍 藥材來源

為車前科植物車前、大車前及平車前的全草。

❗ 使用注意

虛滑精氣不固者禁用。

🛒 藥材選購

車前草以其全草入藥，品種比較多，分車前、大車前、平車前三種。選購時以全草葉片完整、顏色為灰綠色的乾品為優。

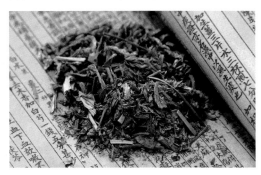

常用方

主治 小便尿血。

用料 金陵草（即墨旱蓮）、車前草等份。

用法 以上藥材搗成汁，每空腹時服 200 毫升，病癒乃止。

來源 《雜病源流犀燭》

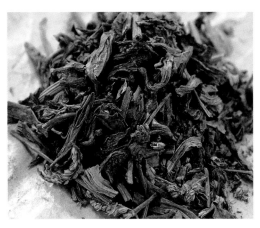

連錢草

性味	味甘、淡，性寒
歸經	歸肝、脾、肺、膀胱經

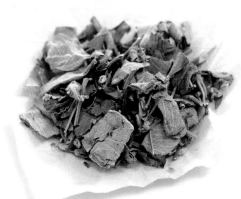

別名

大葉金錢草、透骨消、活血丹、佛耳草、金蓋、金錢薄荷、落地金錢、肺風草、十八缺

藥材來源

為唇形科，多年生草本活血丹的全草。

藥材選購

連錢草以其全草入藥，莖比較細，葉子為腎形或圓心形。

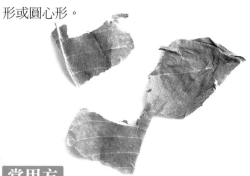

常用方

主治　實熱胃痛。

用料　連錢草 15 克，艾麻根 10 克，魚腥草15 克。

用法　水煎服。

來源　《貴州黔東南》

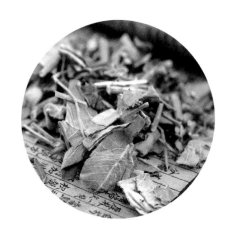

赤小豆

性味	味甘，性平，無毒
歸經	歸心、小腸經

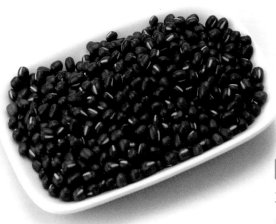

別名

赤豆、紅豆、紅小豆、朱赤豆、金紅小豆、朱小豆、豬肝赤、杜赤豆、米赤豆

藥材來源

為豆科植物，赤小豆或赤豆的種子。

使用注意

不宜久食，久食令人消瘦。蛇咬百日內不要食用。

藥材選購

赤小豆以其種子入藥，種子一般為稍扁的圓柱形。選購時以顆粒飽滿、顏色為暗紅色的乾品為優。

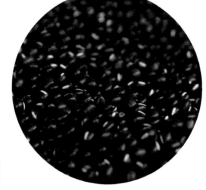

單方

主治　癰疽初作。

用法　將赤小豆研成粉，加水調和敷塗在患處。

來源　《本草綱目》

複方

主治　傷寒瘀熱在裡。

用料　麻黃、連翹、甘草各二兩，生薑三兩，大棗十二枚，杏仁三十枚，赤小豆一升，生梓白皮（切）二升。

用法　將以上八味搗碎，以水一鬥先煮麻黃，去沫納諸藥，煎取三升，分三服。

來源　《備急千金要方》

香加皮

性味	味辛、苦，性微溫，有毒
歸經	歸肝、腎、心經

🛒 藥材選購

香加皮為杠柳的根皮，可入藥。一般為長圓筒狀。選購時以捲筒狀、條粗皮厚、沒有木心、香氣濃郁的乾品為優。

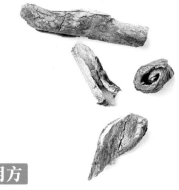

常用方

主治　胸腹脹悶、全身水腫。

用料　桑白皮、大腹皮、生薑皮、陳皮、茯苓皮等份。

用法　水煎，分 2 次服。

來源　《醫宗金鑒》

🍃 別名

臭五加、山五加皮、香五加皮、羊奶條、臭槐、羊角桃、羊交葉

📍 藥材來源

為蘿藦科植物，杠柳的根皮。

❗ 使用注意

香加皮有毒，不宜過量服用。血熱、肝陽上亢者忌服。

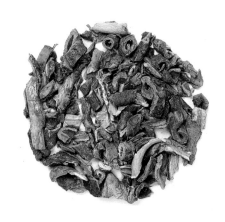

茯苓

性味	味甘、淡，性平
歸經	歸心、脾、肺、腎經

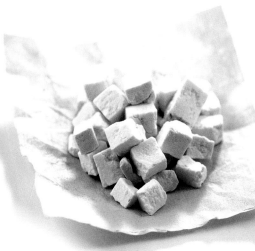

別名

茯菟、茯靈、茯零、雲苓、松薯、松木薯、松苓

藥材來源

為菌類植物藥多孔菌科植物，茯苓的乾燥菌核。

使用注意

氣虛下陷者、水涸口乾者禁用。腎虛者、小便不禁或自利或虛寒精滑者都忌用。

藥材選購

茯苓適合以其乾燥菌核入藥，選購時以重量堅實、外皮褐色、皺褶深、粘牙力強的乾品為優。

常用方

主治 小便不禁，日夜不止。

用料 白茯苓、龍骨、甘草（炙，銼細）、乾薑、桂心、續斷、附子各 30 克，熟乾地黃、桑螵蛸（微炒）各 45 克。

用法 以上藥材研散。每次 12 克，用水 200 毫升煎至 120 毫升去渣，食後溫服。

來源 《普濟方》

複方

主治 心氣不足，善悲愁憤怒，出血，面黃煩悶，五心熱；或獨語不覺，咽喉痛。

用料 茯苓四兩，桂心二兩，大棗二十枚，紫石英一兩，甘草二兩，人參一兩，赤小豆十四枚，麥冬三兩

用法 以上八味搗碎，以水七升，煮取二升半，分三服。

來源 《備急千金要方》

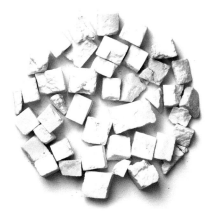

茯神

性味	味甘、淡,性平,無毒
歸經	歸心、脾、肝經

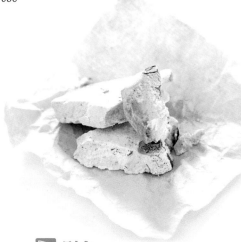

別名

伏神

藥材來源

為菌類植物藥多孔菌科植物,茯苓菌核中間天然抱有松根(即茯神木)的白色部分。

使用注意

腎虛,小便不禁或不利、虛寒滑精者慎用。

藥材選購

市場上出售的茯神一般都是切成方形的薄片,選購時以質地堅實、肉厚、松根小的乾品為優。

常用方

主治 中風,舌強語澀。

用料 茯神(炒)30 克,薄荷(焙)60 克,蠍梢(去毒)0.6 克。

用法 以上藥材研末。每次服 3 ~ 6 克,溫酒調下。

來源 《衛生寶鑒》

複方

主治 心實熱,口乾煩渴,眠臥不安。

用料 茯神、麥冬各三十六銖,通草、升麻各三十銖,紫菀、桂心各十八銖,知母一兩,赤石脂十二銖,大棗二十枚,淡竹茹(雞子大)一枚。

用法 將以上十味下篩,為散,以帛裹方寸匕,取井水二升半,煮取九合,時動裹子,為一服,日再。

來源 《備急千金要方》

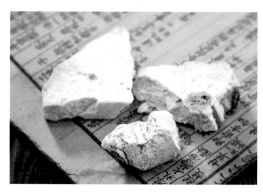

澤瀉

性味	味甘、淡，性寒，無毒
歸經	歸腎、膀胱經

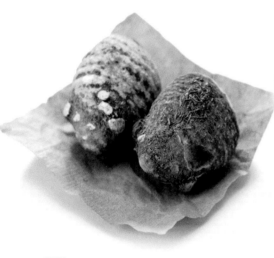

別名

水瀉、芒芋、澤芝、及瀉、禹瀉、牛耳菜、如意菜、鹽澤瀉、水澤、耳澤

藥材來源

為澤瀉科植物澤瀉的塊莖。

使用注意

腎虛滑精者忌服。

藥材選購

澤瀉以其塊莖入藥，其塊莖一般為圓球形、長圓球形或倒卵形。選購時以個大、質地堅實、顏色黃白、粉性足的乾品為優。

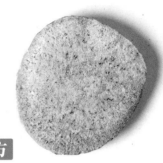

常用方

主治　水停心下，清陽不升，濁陰上犯，頭目昏眩。現用於耳源性眩暈。

用料　澤瀉15克，白朮6克。

用法　上兩味，以水300毫升，煮取150毫升，溫服。

來源　《金匱要略》

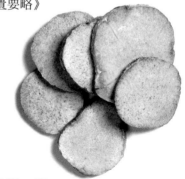

複方

主治　小腸熱脹口瘡。

用料　柴胡、澤瀉、橘皮（一方用桔梗）、黃芩、枳實、旋覆花、升麻、芒硝各二兩，生地黃（切）一升。

用法　將以上九味搗碎，以水一鬥，煮取三升，去渣，下芒硝，分三服。

來源　《備急千金要方》

薏仁

性味	味甘，淡，性涼，無毒
歸經	歸脾、肺、胃、腎經

別名

草珠兒、菩提子、薏米、米仁、薏仁、苡仁、草珠子、六谷米、尿糖珠、老鴉珠、藥玉米

藥材來源

為禾本科植物薏苡的種仁。

使用注意

脾胃無濕者、大便燥結者以及孕婦要謹慎服用。

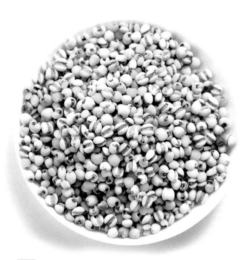

藥材選購

薏仁為薏苡的種仁，可入藥。選購時以粒大而飽滿、顏色白且完整的乾品為優。

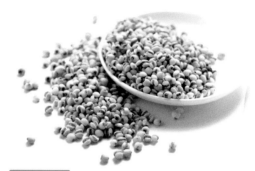

常用方

主治　痰濕咳嗽。

用料　桔梗 30 克，甘草 60 克，薏仁 90 克。

用法　上藥銼碎，如麻豆大。每服 15 克，水煎，入糯米為引，米軟為度，食後服之。

來源　《儒門事親》

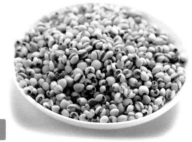

複方

主治　風濕身疼，日暮加劇。

用料　麻黃三兩，杏仁二十枚，甘草、薏仁各一兩。

用法　上藥加水至四升，煮成二升，分成兩次服。

來源　《本草綱目》

冬瓜皮

性味	味甘，性涼，無毒
歸經	歸小腸、肺經

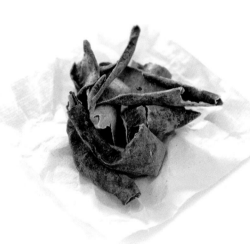

別名

白瓜皮

藥材來源

為葫蘆科植物，冬瓜的外層果皮。

使用注意

因營養不良導致虛腫的人，謹慎使用。

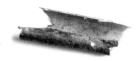

藥材選購

冬瓜皮為冬瓜的外層果皮，可入藥。選購時以條長、皮薄、顏色為灰綠色的乾品為優。

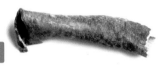

常用方

主治 三焦受寒，氣血不和，水氣不行，致三焦脹，腹部脹滿而不堅硬，小便不利，全身水腫。

用料 陳皮3克，青皮3克，冬瓜皮6克，茯苓皮12克，當歸6克，厚朴3克，枳殼3克，砂仁3克，澤瀉4.5克，車前子6克，鮮薑皮3克。

用法 水煎服。

來源 《醫醇賸義》

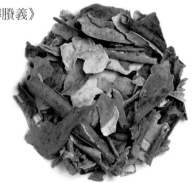

複方

主治 跌打損傷。

用料 黃明膠一兩，乾冬瓜皮一兩。

用法 將黃明膠、乾冬瓜皮銼細，同炒存性，研為末。每取五錢，熱酒一杯調服。服後再飲酒二三杯，暖臥，發出微汗即止痛。

來源 《本草綱目》

冬瓜子

性味	味甘，性涼，無毒
歸經	歸肝經

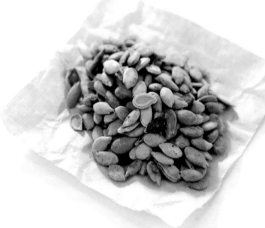

🍃 別名

白瓜子、瓜子、瓜瓣、冬瓜仁、瓜犀

📍 藥材來源

為葫蘆科植物，冬瓜的種子。

❗ 使用注意

久服容易寒中。

🛒 藥材選購

冬瓜子為冬瓜的種子，一般為扁平的長卵圓形或長橢圓形，選購時以粒飽滿、種皮白色、沒有雜質的乾品為優。

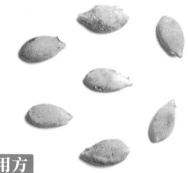

常用方

主治 盆腔膿腫屬於熱毒壅聚者。

用料 連翹 30 克，金銀花 30 克，蒲公英 30 克，敗醬草 30 克，冬瓜子 30 克，赤芍 6 克，牡丹皮 6 克，川大黃（川軍）3 克，赤小豆 9 克，甘草節 6 克，土貝母 9 克，犀黃丸 9 克（分兩次吞服）。

用法 水煎服。

來源 《劉奉五婦科經驗》

複方

主治 補肝治眼漠漠不明。

用料 冬瓜子、青葙子、茺蔚子、枸杞子、牡荊子、菟絲子、蕪菁子、決明子、地膚子、柏子仁各二合，牡桂二兩，蕤仁一合（一本云二兩），細辛半兩（一本云一兩半），根二兩，車前子一兩。

用法 將以上十六味下篩，食後以酒服方寸匕，日二。

來源 《備急千金要方》

葫蘆

性味	味甘，性平
歸經	歸肺、小腸二經

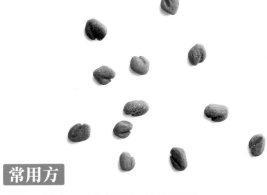

🛒 藥材選購

葫蘆以其乾燥種子入藥。新鮮的葫蘆皮嫩綠，果肉白色。

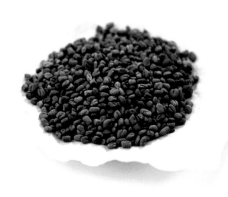

常用方

主治 腎炎，小便不利，全身浮腫。

用料 葫蘆、西瓜皮、白茅根各18克，玉米鬚（玉蜀黍蕊）12克，赤小豆90克。

用法 水煎，每日3次分服。

來源 《現代實用中藥》

🍃 別名

匏、匏瓜、壺、匏瓜、腰舟、瓠匏、葫蘆瓜

📍 藥材來源

為葫蘆科植物葫蘆的乾燥種子。

❗ 使用注意

脾胃虛寒者忌食。

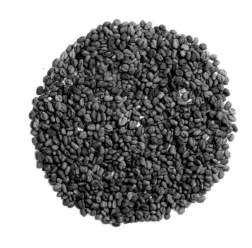

玉米鬚

性味	味甘，性平，無毒
歸經	歸肝、膽、膀胱經

🛒 藥材選購

玉米鬚為玉蜀黍的花柱，可入藥。一般為細絲狀，新鮮品為黃綠色或紅褐色，乾燥品為黃白色或淺棕色。

常用方

主治 水腫。

用料 玉米鬚二兩。

用法 煎水服，忌食鹽。

來源 《貴陽市秘方驗方》

🍃 別名

玉麥鬚、玉蜀黍蕊、棒子毛

📍 藥材來源

為禾本科植物玉蜀黍的花柱。

❗ 使用注意

不作藥的時候不要服用。

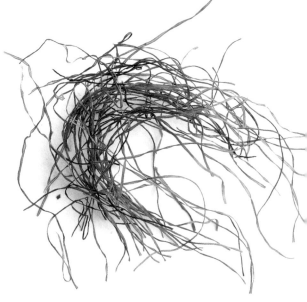

第五章 祛濕藥

祛濕藥是指具有祛除濕邪作用的藥物。

祛濕藥氣味芳香，性溫而燥，芳香能助脾健運，燥可去濕，故有芳香化濕，辟穢除濁的作用。適用於濕濁內阻，脾為濕困，運化失職所致的胸腹痞悶，食少體倦，口淡不渴，或嘔吐泛酸，大便溏泄，舌苔白膩等證。

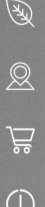

砂仁

性味	味辛,性溫,無毒
歸經	歸脾、胃、心經

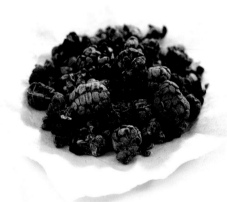

別名

縮砂仁、縮砂蜜、縮砂密、縮砂

藥材來源

為薑科植物,陽春砂或縮砂的成熟果實或種子。

使用注意

口服時,偶爾會有變態反應(過敏反應);陰虛內熱者忌服。

藥材選購

砂仁為陽春砂或縮砂的成熟果實或種子,可入藥。又分為陽春砂仁、進口砂仁。選購砂仁時皆以個大而飽滿、質地堅實、氣味濃厚的乾品為優。

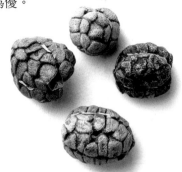

單方

主治 牙痛。

用法 口中常嚼砂仁。

來源 《本草綱目》

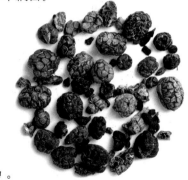

複方

主治 反胃。

用料 白豆蔻、砂仁各二兩,丁香一兩,陳米一升(黃土炒焦,去土)。

用法 將以上四味藥共研為末,加薑汁合成丸,如梧子大。每服百丸,薑湯送下。此方名「太倉丸」。

來源 《本草綱目》

穿山龍

性味	味辛、苦，性平
歸經	歸肝、肺經

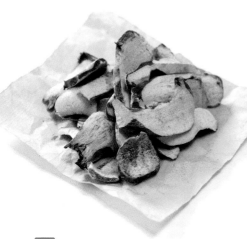

別名

穿龍骨、穿地龍、狗山藥、山常山、穿山骨、火藤根、粉萆、黃薑、土山薯、爬山虎

藥材來源

為薯蕷科植物穿龍薯蕷的根莖。

使用注意

粉碎加工時注意防護，以免發生過敏反應。

藥材選購

穿山龍為穿龍薯蕷的根莖，可以入藥。選購時以粗長、表面土黃色、質地堅硬的乾品為優。

常用方

主治 風寒濕痹。風濕在表，頭痛身重，一身盡痛，惡寒發熱，或風寒濕邪，侵入經絡，腰腿疼痛，屈伸不利，四肢麻木。

用料 防風 50 克，桂枝 50 克，麻黃 50 克，威靈仙 50 克，川烏（制）5 克，草烏（制）5 克，蒼朮（炒）50 克，茯苓 50 克，木瓜 50 克，秦艽 50 克，骨碎補（炒）50 克，牛膝 50 克，甘草 50 克，海風藤 50 克，青風藤 50 克，穿山龍 50 克，老鸛草 50 克，茄根 50 克。

用法 以上藥材粉碎成細粉，過篩，混勻。每 100 克粉末加煉蜜 160 ～ 180 克制成大蜜丸，即得。口服，一次 1 丸，一日兩次。

來源 《中華人民共和國藥典》

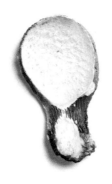

獨活

性味	味辛,性溫,無毒
歸經	歸脾、胃、心經

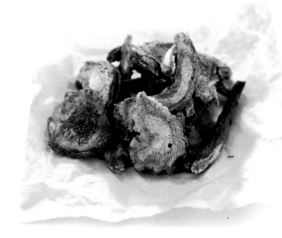

別名

獨搖草、獨滑、長生草

藥材來源

為繖形科植物重齒毛當歸、毛當歸、興安白芷、紫莖獨活、牛尾獨活、軟毛獨活以及五加科植物食用木等的根及根莖。

使用注意

氣血虛而全身痛者,陰虛下體痿軟者忌服。

藥材選購

獨活為多種食用木等的根及根莖,可入藥。如資丘獨活,為植物重齒毛當歸的乾燥根莖及根,選購時以根條粗壯肥大、香氣濃郁的乾品為優。香獨活,為植物毛當歸的乾燥根莖及根,選購時以根條粗壯、質地柔軟、含濃郁香氣的乾品為優。

單方

主治 產後腹痛。

用法 將2兩羌活煎酒服用。

來源 《本草綱目》

複方

主治 產後腹痛引腰、背拘急痛。

用料 獨活、當歸、桂心、芍藥、生薑各三兩,甘草二兩,大棗二十枚。

用法 將以上七味搗碎,以水八升,煮取三升,去渣,分三服。

來源 《備急千金要方》

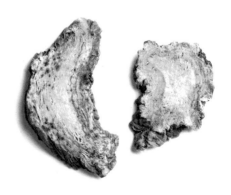

防己

性味	味苦，辛，性寒，有小毒
歸經	歸膀胱、脾、肝、腎經

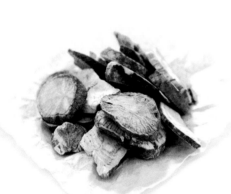

別名

解離、載君行、石解

藥材來源

為防己科植物粉防己、木防己及馬兜鈴科植物廣防己、異葉馬兜鈴的根。

使用注意

防己比較苦寒，不宜大量使用，以免損傷胃氣。食欲不振、陰虛無實熱者禁用。

藥材選購

防己以其根入藥，又分為木防己、廣防己等。如廣防己，其根呈圓柱形或半圓柱形。選購時以根塊大、粗細均勻、質地重的乾品為優。

常用方

主治 皮水。四肢腫，水氣在皮膚中，四肢聶聶動。

用料 防己 9 克，黃耆 9 克，桂枝 9 克，茯苓 18 克，甘草 6 克。

用法 以上五味藥加水 1.2 升，煮取 400 毫升，分三次溫服。

來源 《金匱要略》

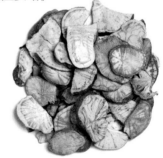

複方

主治 小兒夜啼，至明即安寐。

用料 川芎、白朮、防己各半兩。

用法 將以上三味下篩，以乳和與兒服之，量多少，又以兒母手掩臍中，亦以摩兒頭及脊，驗，二十日兒未能服散者，以乳汁和之，服如麻子一丸，兒大能服藥者，以意斟酌之。

來源 《備急千金要方》

川烏

性味	味辛、苦，性熱；有大毒
歸經	歸心、肝、腎、脾經

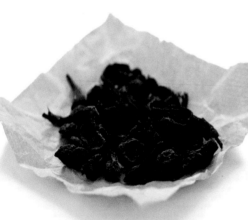

🍃 別名

烏頭、五毒根

📍 藥材來源

為毛茛科植物烏頭的乾燥母根。

❗ 用藥禁忌

生品內服宜慎。不適合與貝母類、半夏、白及、白薇、天花粉、瓜蔞類同用。

🛒 藥材選購

川烏為烏頭的乾燥母根，可入藥。一般為不規則的圓錐形，質地堅實，斷面為類白色或淺灰黃色。

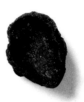

單方

主治 耳鳴不止。

用料 烏頭（燒作灰）、菖蒲等份。

用法 以上藥材研為末，以棉花裹住藥末塞入耳內，一天換藥兩次。

來源 《本草綱目》

複方

主治 風濕腳氣。

用料 生石亭脂一兩，生川烏頭一兩，無名異二兩。

用法 以上藥材一起研為粉末，取蔥白一小段搗爛成汁後與藥末和成丸，每次空心以淡茶加生蔥送服。

來源 《本草綱目》

絡石藤

性味	味苦，性涼
歸經	歸肝、腎、心經

別名

雲英、爬山虎、爬牆虎、鹿角草、羊角藤、折骨草、雙合草、剃頭草、軟筋藤

藥材來源

為夾竹桃科植物絡石的莖、葉。

使用注意

陰盛體質者禁用。陰盛體質者怕冷容易腹瀉。

藥材選購

絡石藤為絡石的莖、葉，可入藥。選購時以莖直、葉片多、顏色綠的乾品為優。

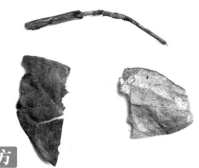

單方

主治　喉痹腫塞，喘息不通。

用法　將一兩絡石藤加一升水，煎成一大碗服下。

來源　《本草綱目》

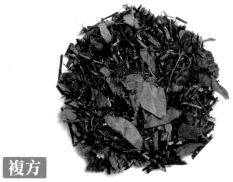

複方

主治　癰疽熱痛。

用料　絡石藤一兩，皂莢刺一兩（新瓦上炒黃），甘草節半兩，大瓜蔞一個（取仁，炒香），乳香、沒藥各三錢。

用法　將以上中藥混合後，每取二錢，加水一碗、酒半碗，慢火煎成一碗，溫服。

來源　《本草綱目》

木瓜

性味	味辛、甘、酸,性溫
歸經	歸肝、肺、腎、脾經

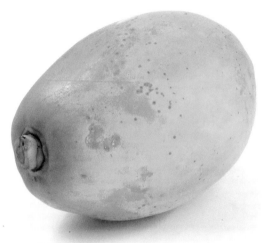

別名

木瓜實、鐵腳梨

藥材來源

為薔薇科植物,貼梗海棠的果實。

使用注意

不宜多食,多食容易損傷牙齒和骨骼。精血虛、真陰不足、胃酸過多者不宜服用。

藥材選購

木瓜以其果實入藥,果實一般為長圓形。選購時以個大、外皮微皺且為紫紅色的乾品為優。

常用方

主治 筋急項強,不可轉側。

用料 木瓜2個(取蓋去瓤),沒藥(研)60克,乳香(研)7.5克。

用法 將沒藥與乳香納木瓜中,蓋嚴,以竹籤固定,飯上蒸三四次,爛研成膏。

每服3～5匙,地黃酒(即生地黃汁75毫升與無灰酒300毫升相和)燉暖化下。

來源 《普濟本事方》

複方

主治 腳氣入腹,困悶欲死,腹脹。

用料 吳茱萸六升,木瓜兩顆(切)。

用法 將以上兩味加水一鬥三升,煮取三升,分三服,相去如人行十裡久,進一服。

來源 《備急千金要方》

蘄蛇

性味	味甘、辛，性溫；有毒
歸經	歸肝、腎經

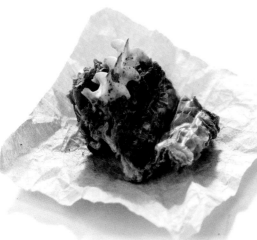

別名

大白花蛇、棋盤蛇、五步蛇、百步蛇

藥材來源

為蝰科動物五步蛇的乾燥體。

使用注意

陰虛血熱的人，風熱的人不宜使用。

藥材選購

蘄蛇的乾燥全體可入藥。其全體一般卷成圓盤狀，體長可達到 2 米，頭一般呈扁平的三角形，背部有黑褐色與淺棕色的 U 形斑紋，腹部灰白色，鱗片大，稍有腥氣。

常用方

主治 大麻風。

用料 生黃耆 3 兩，當歸 2 兩，白朮 1 兩，茯苓 1 兩，防風 5 錢，羌活 5 錢，荊芥穗 5 錢，紅花 3 錢，生甘草 1 兩，金銀花 2 兩，蟬蛻 5 錢，白蒺藜 5 錢，苦參 2 兩，蘄蛇（全具，酒浸 3 日，去皮骨，用肉）。

用法 以上藥材煮酒 20 斤，隨意飲之，以微醺為度。

來源 《醫林纂要》

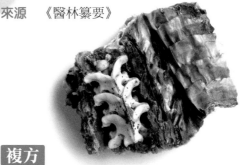

複方

主治 痘瘡黑陷。

用料 蘄蛇，大丁香七枚。

用法 將蘄蛇連骨炙，勿令炙焦，取三錢，加大丁香七枚，共研為末。每服五分，水和淡酒送下，有特效。不久，身上發熱。此方名「托痘花蛇散」。

來源 《備急千金要方》

· 本藥材「蘄蛇」在台灣屬於保育類動物，然為保持原著內容及篇幅之完整，特予以保留以供參考。

青風藤

性味	味苦、辛，性平
歸經	歸肝、脾經

別名

清風藤、大葉青藤、土木通、大青木香、華防、過山龍、穿山藤、尋風藤

藥材來源

為防己科植物青藤、華防己或清風藤科植物清風藤等的藤莖。

使用注意

脾胃虛弱者慎用。

藥材選購

青風藤以其藤莖入藥，一般為細長圓柱形，選購時以表皮灰褐色或棕褐色、質地堅實且脆、斷面灰黃色的乾品為優。

常用方

主治 祛風散寒，舒筋活絡。

用料 防風 50 克，桂枝 50 克，麻黃 50 克，威靈仙 50 克，川烏（制）5 克，草烏（制）5 克，蒼朮（炒）50 克，茯苓 50 克，木瓜 50 克，秦艽 50 克，骨碎補（炒）50 克，牛膝 50 克，甘草 50 克，海風藤 50 克，青風藤 50 克，穿山龍 50 克，老鸛草 50 克，茄根 50 克。

用法 以上藥材粉碎成細粉，過篩，混勻。每 100 克粉末加煉蜜 160 ～ 180 克制成大蜜丸，即得。口服，一次 1 丸，一日兩次。

來源 《中華人民共和國藥典》

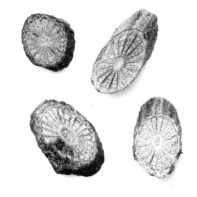

桑寄生

性味	味苦、甘，性平，無毒
歸經	歸肝、腎、心經

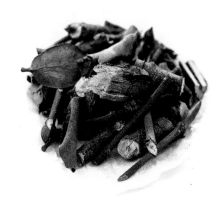

別名

蔦、寓木、宛童、桑上寄生、寄屑、寄生樹、寄生草、蔦木、冰粉樹、蠱心寶、桃木寄生

藥材來源

為桑寄生科植物槲寄生、桑寄生或毛葉桑寄生等的枝葉。

使用注意

粉碎加工時注意防護，以免發生過敏反應。

藥材選購

桑寄生以其枝葉入藥，選購時以枝條均勻、外皮棕褐色、葉片多、附有桑樹乾皮的乾品為優。

單方

主治 膈氣。

用法 將生桑寄生搗成一碗汁服用。

來源 《本草綱目》

複方

主治 毒痢膿血，脈搏弱。

用料 桑寄生二兩，防風、川芎各二錢半，炙甘草三錢。

用法 以上藥材研末，加水一碗，煎至八成，連渣服下。

來源 《本草綱目》

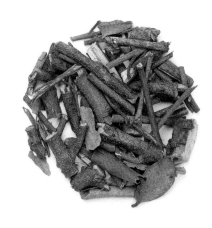

桑枝

性味	味辛、苦,性平,無毒
歸經	歸肝、肺、腎經

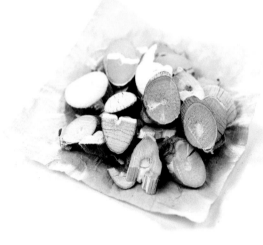

🍃 別名

桑條

📍 藥材來源

為桑科植物桑的嫩枝。

🛒 藥材選購

桑的嫩枝可入藥,一般為長短不一的長圓柱形。選購時以枝條質嫩、斷面黃白色的乾品為優。

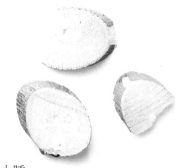

單方

主治 腳氣水腫。

用法 將二兩桑枝炒香,加入一升水煎至二合,每天空腹飲用。

來源 《本草綱目》

複方

主治 風熱臂痛。

用料 桑枝。

用法 用桑枝一小升,切細,炒過,加水三升,煎成二升,一日服盡。

來源 《本草綱目》

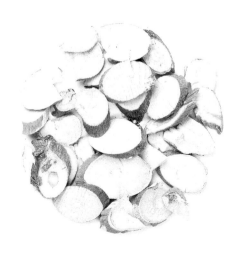

尋骨風

性味	味辛、苦，性平
歸經	歸肝、胃經

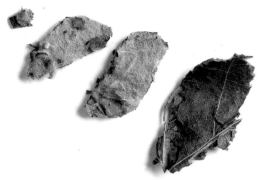

🛒 藥材選購

尋骨風以其全草入藥，選購時以根莖多、葉片顏色綠、香氣濃郁的乾品為優。

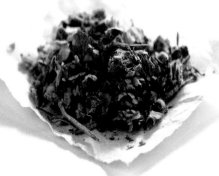

別名

貓耳朵、地丁香、黃白麵風、兔子耳、毛風草、猴耳草。

📍 藥材來源

為馬兜鈴科植物尋骨風的全草。

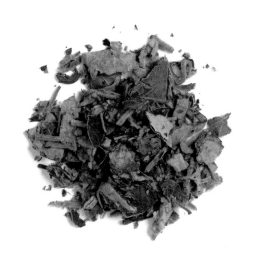

❗ 使用注意

陰虛內熱者忌服。腎病患者忌服。此外，此藥不宜大量或長期服用。

伸筋草

性味	味苦、辛,性溫,無毒
歸經	歸肝經

別名

過山龍、金毛獅子草、金腰帶、貓藤草、通伸草、山貓兒、老虎墊坐、盤龍草、爛腰蛇

藥材來源

為石松科植物石松的帶根全草。

使用注意

妊娠期以及月經出血過多者禁用。

藥材選購

伸筋草為石松的帶根全草,可入藥。選購時以根莖長、莖顏色為黃綠色,葉片有光澤的乾品為優。

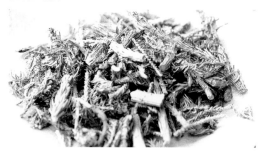

常用方

主治　風濕外侵,筋骨疼痛。

用料　宣木瓜 9 克,秦艽 6 克,防風 6 克,防己 6 克,伸筋草 6 克,白芷 6 克。

用法　用水熬透,洗患處。

來源　《慈禧光緒醫方選議》

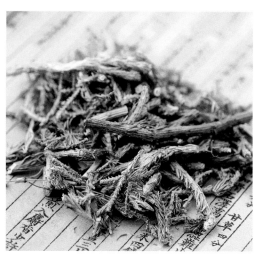

絲瓜絡

性味	味甘，性平，無毒
歸經	歸肺、胃、肝經

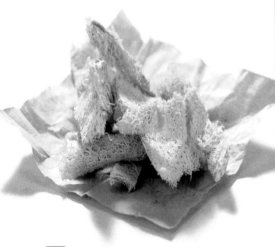

🍃 別名

絲瓜網、絲瓜殼、瓜絡、絮瓜瓤、天羅線、絲瓜筋、絲瓜瓤、千層樓

📍 藥材來源

為葫蘆科，植物絲瓜的乾燥成熟果實的維管束。

🛒 藥材選購

絲瓜絡為絲瓜的乾燥成熟果實的維管束。選購時以質地柔韌、筋脈細、顏色潔白、不帶皮的乾品為優。

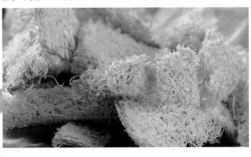

常用方

主治 肝鬱氣滯，乳汁停滯不暢，以致乳房硬滿脹痛，甚或紅腫，時有惡寒發熱，舌淡苔白，脈弦數。

用料 全瓜蔞 12 克，青皮 9 克，絲瓜絡 15克，橘絡、通草各 9 克，橘葉 10 片，郁金6 克，刺蒺藜 9 克，蒲公英 15 克。

用法 水煎，溫服。

來源 《中醫婦科治療學》

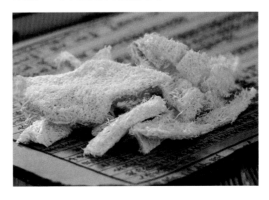

烏梢蛇

性味	味甘，性平
歸經	歸肝經

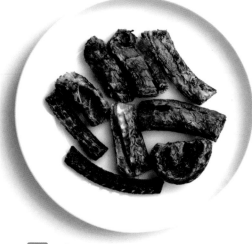

別名

烏蛇、烏花蛇、劍脊蛇、黑風蛇、黃風蛇、劍脊烏梢蛇

藥材來源

本品為遊蛇科動物烏梢蛇的乾燥體。

使用注意

陽虛內熱者忌用。

藥材選購

烏梢蛇以其乾燥全體入藥，全體呈圓盤狀，表面黑褐色或綠黑色，頭部為扁圓形，腹部為黃白色或淡棕色，含腥氣味。

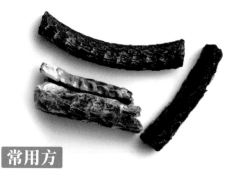

常用方

主治 小兒熱盛生風，欲為驚搐，口中氣熱者。

用料 天麻（末）3克，白附子（末，生）4.5克，青黛（研）3克，蠍尾（去毒，生，末）、烏梢蛇（酒浸，焙乾，取末）各3克，朱砂（研）0.3克，天竺黃（研）3克。

用法 以上藥材研為細末，生蜜和成膏。每服半皂子大至1皂子大，月中兒粳米大 ；同牛黃膏、薄荷水溶化混勻服；五歲以上，同甘露散服之。

來源 《小兒藥證直訣》

複方

主治 破傷中風（項強，身直）。

用料 白花蛇、烏梢蛇各取後端二寸，全蝎蚣一條。

用法 白花蛇、烏梢蛇酒洗潤，刮出肉，加全蝎蚣一條，共炙為末。每服三錢，溫酒調下。此方名「定命散」。

來源 《本草綱目》

五加皮

性味	味辛、苦、微甘,性溫
歸經	歸肝、腎經

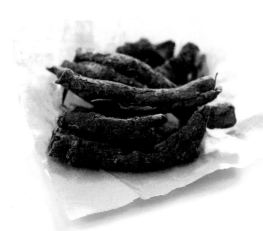

🍃 別名

南五加皮、五穀皮、紅五加皮

📍 藥材來源

為五加科植物細柱五加和無梗五加的根皮。

❗ 使用注意

陽虛火旺、舌乾口苦者忌服。

🛒 藥材選購

五加皮為細柱五加和無梗五加的根皮,可入藥。選購時以根皮粗長而厚、氣味香、沒有木心的乾品為優。

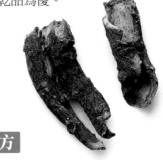

常用方

主治 跌打損傷皮破,二目及面浮腫,若內傷瘀血,上嘔吐衄,氣虛昏沉,不省人事,身軟,面色乾黃,遍身虛浮,煩躁焦渴,胸膈疼痛,脾胃不開,飲食少進。

用料 當歸(酒洗)、沒藥、五加皮、皮硝、青皮、川椒、香附子各9克,丁香3克,麝香0.3克,老蔥3根,地骨皮3克,牡丹皮6克。

用法 水煎滾,熏洗患處。

來源 《醫宗金鑒》

複方

主治 肝虛寒勞損,口苦,關節骨疼痛,筋攣縮,煩悶。

用料 虎骨(以狗骨代替)一升(炙焦,碎如雀頭),丹參八兩,乾地黃七兩,地骨皮、乾薑、川芎各四兩,豬椒根、白朮、五加皮、枳實各五兩。

用法 上十味搗碎,絹袋盛,以酒四鬥浸四日,初服六七合,漸加至一升,日再服。

來源 《備急千金要方》

雪蓮花

性味	味辛、苦、微甘,性溫(大苞雪蓮花有毒)
歸經	歸肝、腎經

🛒 藥材選購

雪蓮花以其帶花全株入藥。雪蓮花品種很多,如西藏雪蓮花、毛頭雪蓮花等。西藏雪蓮花主要分布在西藏,全株覆蓋有白色長綿毛,葉片比較密集,花為紫紅色。

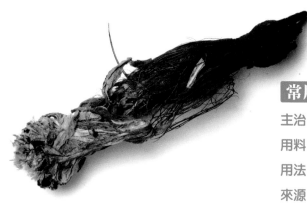

常用方

主治	雪盲,牙痛。
用料	雪蓮花二至四錢。
用法	生吃或水煎服。
來源	《雲南中草藥》

🍃 別名

雪蓮、雪荷花、大拇花、大木花

📍 藥材來源

為菊科植物綿頭雪蓮花、大苞雪蓮花、水母雪蓮花等的帶花全株。

❗ 使用注意

妊娠期忌服。過量服用會導致大汗淋漓。陰虛火旺者慎用。

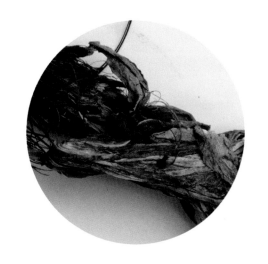

蒼朮

性味	味辛、苦,性溫
歸經	歸脾、胃、肺經

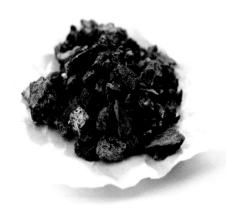

別名

山精、赤術、馬薊、青術、仙術

藥材來源

為菊科植物茅蒼朮、北蒼朮、關蒼朮的根莖。

使用注意

蒼朮不能直接吃,通常是熬藥使用;蒼朮屬於處方藥,不宜單服、久服,要按醫囑服用,陽虛內熱者,氣虛多汗者忌服。

藥材選購

蒼朮以根莖入藥,品種很多,如茅蒼朮、北蒼朮、光蒼朮等。選購時皆以根莖質地堅實、斷面朱砂點多、香氣濃郁的乾品為優。

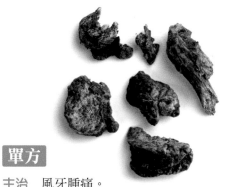

單方

主治　風牙腫痛。

用法　將鹽水浸過的蒼朮燒存性,研末後用以擦牙。

來源　《本草綱目》

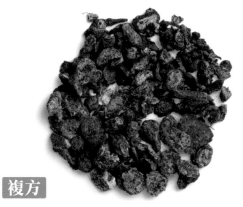

複方

主治　面黃食少。

用料　蒼朮一斤,熟地黃半斤,乾薑(炮)五錢至一兩(夏天五錢,冬天一兩)。

用法　將以上幾味藥共研細,加糊成丸,如梧子大。每服五十丸。溫水送下。

來源　《本草綱目》

草豆蔻

性味	味辛，性溫
歸經	歸肺、脾、胃經

🍃 別名

圓豆蔻、白豆蔻、紫蔻、十開蔻

📍 藥材來源

為薑科植物白豆蔻或爪哇白豆蔻的乾燥成熟果實。按產地不同分為原豆蔻和印尼白蔻。

❗ 使用注意

乾燥綜合症患者以及糖尿病患者禁食；胃火旺盛，口乾舌燥，大便燥結或陰虛內熱者禁食。

🛒 藥材選購

這裡的豆蔻指白豆蔻，白豆蔻以其果實入藥。又分為原豆蔻和印尼白蔻。原豆蔻表面黃白色至淡黃棕色、果皮較輕；印尼白蔻個較小，表面黃白色，果皮較薄，種子瘦癟。

常用方

主治 小兒泄瀉，經久不止，食少腹脹，面黃神疲。

用料 木香草、草豆蔻、檳榔、陳皮、青皮（去白）各30克，京三棱120克，肉豆蔻（去殼）5枚。

用法 以上藥材研為細末，麵糊為丸，如黃米大。每服50丸，棗湯下。

來源 《禦藥院方》

複方

主治 五香丸治口及身臭，令香止煩散氣方。

用料 草豆蔻、丁香、藿香、零陵香、青木香、白芷、桂心各一兩，香附子二兩，甘松香、當歸各半兩，檳榔二枚。

用法 將以上十一味共研為末，蜜和丸，常含一丸如大豆，咽汁，日三夜一，亦可常含，咽汁，五日口香，十日體香，二七日衣披香，三七日下風人聞香，四七日洗手水落地香，五七把他手亦香，慎五辛，下氣去臭。

來源 《備急千金要方》

厚朴

性味	味苦、辛，性溫，無毒
歸經	歸脾、胃、肺、大腸經

別名

厚皮、重皮、赤朴、烈朴、凹葉厚朴、盧山厚朴

藥材來源

為木蘭科植物，厚朴或凹葉厚朴的樹皮或根皮。

使用注意

孕婦忌服；脾胃虛弱者忌服。

藥材選購

厚朴以其樹皮或根皮入藥，市場上根據厚朴採皮的部位、加工及形狀的不同，分為筒朴、靴角朴、根朴、枝朴四種。選購時以皮粗肉細、內層顏色為深紫色、油性較大、含濃郁香味、咀嚼時沒有殘渣的乾品為優。

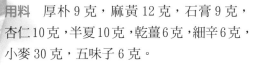

常用方

主治 咳而脈浮。

用料 厚朴 9 克，麻黃 12 克，石膏 9 克，杏仁 10 克，半夏 10 克，乾薑 6 克，細辛 6 克，小麥 30 克，五味子 6 克。

用法 以上藥材，以水 1.2 升，先煮小麥熟，去渣，再加入其他藥，煎取 700 毫升，溫服 100 毫升，一日三次。

來源 《金匱要略》

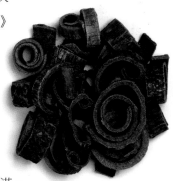

複方

主治 發汗後腹脹滿。

用料 厚朴八兩，半夏半升，生薑八兩，甘草二兩，人參一兩。

用法 將以上幾味搗碎，以水一鬥，煮取三升，分三服。

來源 《備急千金要方》

佩蘭

性味	味辛,性平,無毒
歸經	歸脾、胃、肺、肝經

🛒 藥材選購

佩蘭以莖葉入藥,選購時以莖枝少、葉片多、顏色綠、未開花且香氣濃郁的乾品為優。

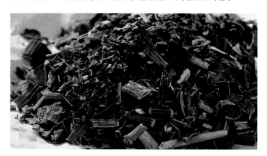

常用方

主治 痰氣上逆,食入嘔吐。

用料 人參6克,半夏9克,陳皮3克,茯苓6克,當歸6克,沉香1.5克,郁金6克,砂仁3克,佩蘭3克,薏仁12克,牛膝6克,佛手1.5克,白檀香1.5克。

用法 水煎服。

來源 《醫醇義》

🍃 別名

蘭草、水香、大澤蘭、燕尾香、香水蘭、千金草、省頭草、女蘭、香草、蘭草

📍 藥材來源

為菊科植物,蘭草的莖葉。

❗ 使用注意

陰虛者、氣虛者禁用。

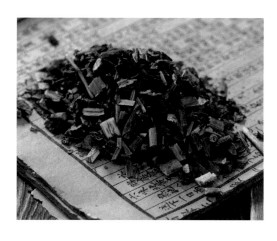

第六章

溫裡藥

溫裡藥是指以溫裡祛寒、治療裡寒證為主要作用的藥物。溫裡藥性溫熱，具有溫裡散寒、回陽救逆、溫經止痛等作用。主要用於寒證及心腎陽虛所引起的亡陽證。凡實熱證、陰虛火旺、津血虧虛者忌用；孕婦、氣候炎熱時要慎用。

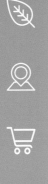

小茴香

性味	味辛，性溫
歸經	歸肝、腎、膀胱、胃、心、小腸經

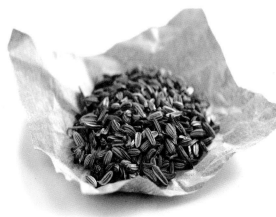

別名

茴香子、土茴香、野茴香、谷茴香、穀香、香子、小香

藥材來源

為繖形科植物茴香的果實。

使用注意

肺熱、胃熱以及熱毒旺盛者禁服。

藥材選購

小茴香以其果實入藥，果實一般呈小圓柱形。選購時以果實均勻飽滿、果皮黃綠色、香味濃郁的乾品為優。

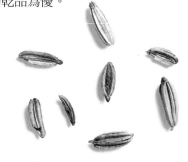

常用方

主治 小便不利水腫。

用法 小茴香（灼制）、苦楝（炒制）等份，研為細末。每頓飯前服三錢，用五錢盅的一盅溫黃酒送服。

來源 《濟生拔萃》

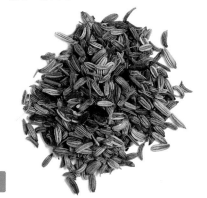

複方

主治 小腸疝氣。

用料 蕎麥仁（炒，去尖）、胡蘆巴（酒浸、曬乾）各四兩，小茴香（炒）一兩。

用法 將以上三種中藥共研為末，加酒糊做成丸，如梧子大。每服五十丸，空心服，鹽酒送下。

來源 《本草綱目》

神麴

性味	味甘、辛，性溫，無毒
歸經	歸脾、胃、肝經

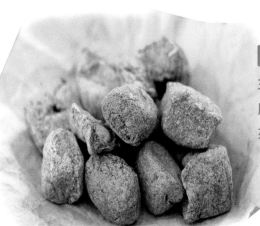

別名

六神麴

藥材來源

為辣蓼、青蒿、杏仁等藥加入麵粉或麩皮混合後，經發酵而成的麴劑。

! 使用注意

脾陰不足以及胃火旺盛者慎用。孕婦也要慎用。

藥材選購

神麴為發酵成的曲劑，可入藥。一般為方形或長方形的塊狀。選購時以外表粗糙且呈土黃色、質地較脆、斷面不平且為類白色的乾品為優。

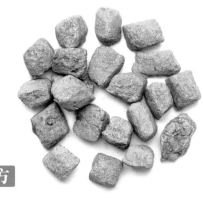

單方

主治 產後暈厥。

用法 將神麴炒為粉末，以水沖服一匙。

來源 《本草綱目》

複方

主治 暴泄不止。

用料 神麴（炒）二兩，茱萸（湯泡，炒）半兩。

用法 將神麴（炒）、茱萸（湯泡，炒）共研為末，加醋糊做成丸，如梧子大。每服五十丸，米湯送下。

來源 《本草綱目》

麥芽

性味	味甘、辛，性溫，無毒
歸經	歸脾、胃、肝經

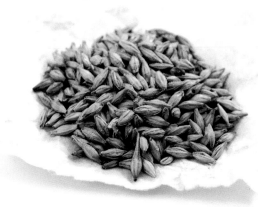

別名

大麥、大麥毛、大麥芽

藥材來源

為發芽的大麥穎果。

使用注意

不可多吃，多吃傷腎。孕婦、脾胃虛弱者以及痰火哮喘患者不宜用。

藥材選購

麥芽為發芽的大麥穎果，可入藥。選購時以顆粒大而飽滿、顏色淡黃、胚芽完整的乾品為優。

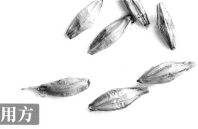

常用方

主治 脾虛氣弱，飲食不消。

用料 人參、白朮（土炒）、陳皮、麥芽（炒）各60克，山楂（去核）45克，枳實90克。

用法 以上藥材研為細末，以神麴糊丸，每次10克，米飲送下，一日2～3次。

來源 《醫方集解》

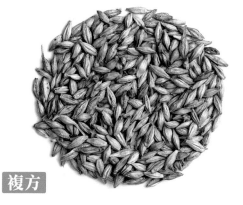

複方

主治 產後便秘。

用料 大麥芽。

用法 不宜妄服藥丸。宜將大麥芽炒黃為末。每服三錢，開水調下。與粥交替飲服。

來源 《本草綱目》

八角茴香

性味	味辛、甘,性溫,無毒
歸經	歸脾、腎、心、小腸、膀胱經

別名

舶上茴香、大茴香、八角香、八角大茴、八角、原油茴、大八角

藥材來源

為木蘭科植物,八角茴香的果實。

使用注意

陰虛火旺者禁服。多吃容易傷目發瘡。

藥材選購

八角茴香以其果實入藥。選購時以顆粒大、顏色紅、香氣濃郁的乾品為優。

單方

主治 蛇咬久潰。

用法 將茴香搗成末敷到患處。

來源 《本草綱目》

複方

主治 小兒肚痛。

用料 沉香、木香、丁香、藿香、八角茴香各三錢,香附、縮砂仁、炙甘草各五錢。

用法 用安息香酒蒸成膏,另將沉香、木香、丁香、藿香、八角茴香各三錢,香附、縮砂仁、炙甘草各五錢,共研為末,以膏和煉蜜調各藥做成丸,如芡子大。每服一丸,紫蘇湯化下。此方名「安息香丸」。

來源 《本草綱目》

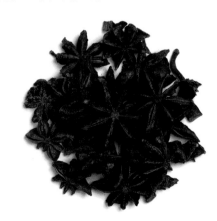

丁香

性味	味辛，性溫，無毒
歸經	歸肺、胃、脾、腎經

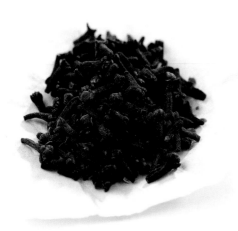

別名

丁子香、支解香、雄丁香、公丁香

藥材來源

為桃金娘科植物，丁香的花蕾。

使用注意

熱病以及陰虛內熱者禁服。

藥材選購

丁香以其花蕾入藥，其乾燥花蕾一般為短棒狀。選購時以個大而粗壯、顏色鮮紫棕色、香氣強烈、油多的乾品為優。

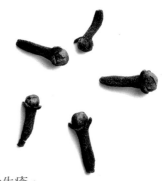

單方

主治 唇舌生瘡。

用法 丁香研成末，用棉團裹住含在口中。

來源 《本草綱目》

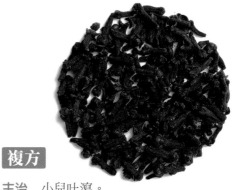

複方

主治 小兒吐瀉。

用料 丁香，橘紅，生半夏，薑汁。

用法 丁香、橘紅等份，加煉蜜做成丸，如黃豆大，米湯送服。如嘔吐不止，可用丁香、生半夏各一錢，泡薑汁中一夜，曬乾為末，以薑汁調麵糊做成丸，如黍米大。每服適量，薑湯送下。

來源 《本草綱目》

附子

性味	味辛、甘，性熱，有毒
歸經	歸心、脾、腎經

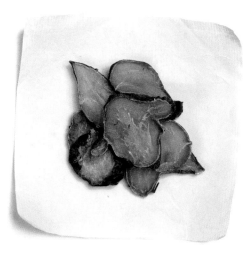

別名

虎掌、漏籃子、熟白附子、黑附子、
明附片、川附子、鹽附子、炮附子、
淡附子

藥材來源

為毛茛科植物烏頭（栽培品）的旁生
塊根（子根）。

使用注意

陰虛內熱、真熱假寒的人禁服，妊娠
期不可服用。

藥材選購

附子為烏頭的旁生塊根，可入藥。又分為鹽
附子、黑附子、白附片。如鹽附子，選購時
以塊根個大、質地堅實、表面有鹽霜的乾品
為優，黑附子以片均勻、表面油潤有光澤為
優，白附片以黃白色、片勻且油潤、半透明
的乾品為優。

常用方

主治　虛寒下血，日久腸冷者。

用料　熟附子（去皮）、枯礬各 30 克。

用法　以上藥材研為末，每服 9 克，以米湯
送服。

來源　《雜病源流犀燭》

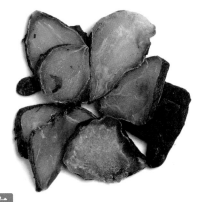

複方

主治　腹癰有膿。

用料　薏仁取十分，附子取二分，敗醬草取
五分。

用法　用以上藥材共搗末。每取一匙，加水
二升，煎成一升，一次服下。

來源　《本草綱目》

乾薑

性味	味辛，性熱，無毒
歸經	歸脾、胃、肺、心經

別名

白薑、均薑、乾生薑、炒薑、乾薑片

藥材來源

為薑科植物，薑的乾燥根莖。

使用注意

孕婦慎服。陰虛內熱，陰虛咳嗽吐血，表虛自汗，火熱腹痛的人禁服。

藥材選購

乾薑為薑的乾燥根莖，可入藥。選購時以外皮灰黃色、塊莖堅實、斷面灰白色、粉性足且筋脈少的乾品為優。

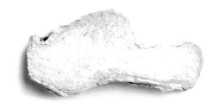

單方

主治　水瀉（泄注）。

用法　將乾薑研末，以稀飯送服 2 錢即可。

來源　《本草綱目》

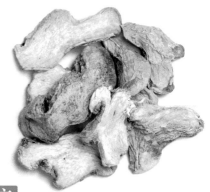

複方

主治　頭暈吐逆。

用料　乾薑（炮）二錢半，甘草（炒）一錢二分。

用法　將以上兩味中藥加水一碗半，煎至五成服下。

來源　《本草綱目》

高良薑

性味	味辛，性溫
歸經	歸脾、胃、心經

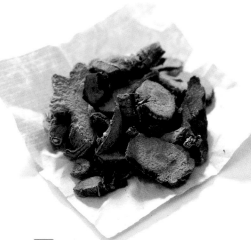

🍃 別名

高涼薑、良薑、蠻薑、佛手根、小良薑、海良薑

📍 藥材來源

為薑科植物，高良薑的根莖。

❗ 使用注意

陰虛內熱者忌服。

🛒 藥材選購

高良薑以其根莖入藥，選購時以根莖粗壯、質地堅實、根皮紅棕色、有香辣氣味的乾品為優。

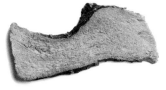

常用方

主治 卒心痛，腹脅氣脹，不欲飲食。

用料 高良薑 45 克（銼），厚朴 60 克（去粗皮，塗生薑汁炙令香熟），桂心 30 克，當歸 30 克（銼碎，微炒）。

用法 將以上藥材搗篩為散，每次 9 克，以水 300 毫升，煎至 180 毫升，去掉渣，不定時熱服。

來源 《太平聖惠方》

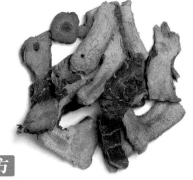

複方

主治 脾虛寒瘧（寒多熱少，不思飲食）。

用料 高良薑（麻油炒）、乾薑（炮）各一兩。

用法 將以上材料共研為末。每服五錢，以豬膽汁調成膏，臨發病前，熱酒調服。或者將上方所製的藥末，加膽汁和丸，每服四十丸，酒送下。

來源 《本草綱目》

紅豆蔻

性味	味辛,性溫,無毒
歸經	歸胃、大腸經

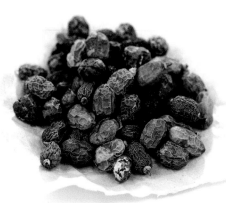

別名

紅豆、紅蔻、山薑子

藥材來源

為薑科植物,大高良薑的果實。

使用注意

多吃會不思飲食。陰虛內熱者禁服。

藥材選購

紅豆蔻為大高良薑的果實,可入藥。選購時以果實粒大而飽滿、不破碎、氣味辛辣且濃郁的乾品為優。

常用方

主治 腹痛體冷,嘔沫,不欲飲食。

用料 紅豆蔻(去皮)、蓽撥、桂心、白朮、當歸(研,微炒)、人參(去蘆頭)各半兩,附子一兩(炮裂,去皮、臍),白豆蔻三分(去皮),乾薑半兩(炮裂,銼),陳皮三分(湯浸,去白瓤,焙),川椒(去目及閉口者,微炒去汗)三分。

用法 以上藥材搗為末,加煉蜜調勻搗二、三百杵,做成如梧桐子大的丸。每次不定時以生薑湯送下三十丸。

來源 《太平聖惠方》

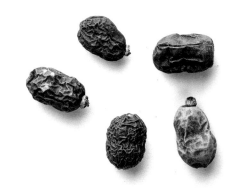

胡椒

性味	味辛，性溫
歸經	歸肝、腎、膀胱、胃、心、小腸經

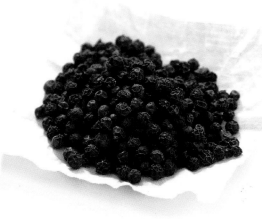

🌿 別名

黑胡椒、昧履支、浮椒、玉椒

📍 藥材來源

胡椒科植物，胡椒的果實。

❗ 使用注意

多食會傷肺，孕婦及陰虛內熱者禁服。綠豆可以制其毒。

🛒 藥材選購

胡椒以其果實入藥，又分為黑胡椒和白胡椒。黑胡椒選購時以顆粒大而飽滿、顏色黑、果皮微皺、氣味較強烈的乾品為優，白胡椒則以果實大而圓、顏色白、質地堅實、氣味強烈的乾品為優。

常用方

主治 咳嗽氣逆，不能飲食，短氣。

用料 胡椒、蓽撥、乾薑、款冬花、甘草（炙）、橘皮、高良薑、細辛各 120 克，白朮 150 克。

用法 所有搗末過篩，加入蜂蜜和成丸，如梧桐子大。每次服 5 丸，一日二次。

來源 《外台秘要》卷九引《古今錄驗》

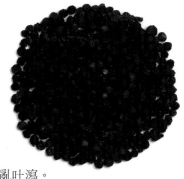

複方

主治 霍亂吐瀉。

用料 胡椒五十粒，綠豆一百五十粒。

用法 將以上兩種材料共研為末，每服一錢，木瓜湯送下。

來源 《本草綱目》

花椒

性味	味辛，性溫，有毒
歸經	歸脾、胃、腎經

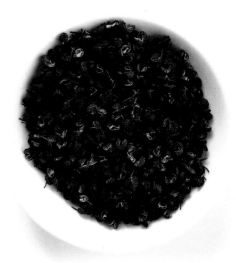

🍃 別名

大椒、秦椒、蜀椒、南椒、巴椒、陸撥、漢椒、川椒、點椒

📍 藥材來源

為芸香科植物，花椒或青椒的果皮。

❗ 使用注意

不宜多食，多食令人乏氣失明。孕婦慎服。陰虛內熱者忌服。

🛒 藥材選購

花椒以其果皮入藥，香氣強烈。選購時以皮細緻均勻、光豔鮮紅、無雜質、氣味濃烈的乾品為優。

常用方

主治 小兒頭上肥瘡。

用料 細茶9克（搗爛），水銀（入茶內研）3克，牙皂、花椒各6克。

用法 以上藥材研為細末，加入香油調勻搽患處。

來源 《萬病回春》

複方

主治 牛皮血癬。

用料 煙膠三錢，寒水石三錢，白礬三錢，花椒一錢半。

用法 將以上材料共研為末，臘豬油調搽。

來源 《本草綱目》

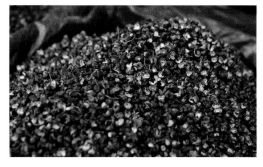

蓽撥

性味	味辛,性大溫,無毒
歸經	歸脾、胃、大腸、肺、膀胱、肝、腎經

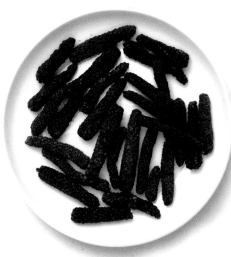

別名

蓽撥梨、阿梨訶他、椹聖、蛤蔞、鼠尾

藥材來源

為胡椒科植物,蓽撥的未成熟果穗。

使用注意

實熱郁火、陰虛火旺者均忌服。

藥材選購

蓽撥以其未成熟的果穗入藥,果穗一般為稍彎曲的圓柱狀,表面為黑褐色。選購時以肥大飽滿、質地堅硬、氣味濃郁的乾品為優。

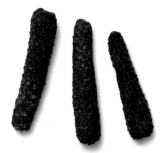

常用方

主治 齒痛。

用料 獨活三兩,黃芩、川芎、細辛、蓽撥各二兩,當歸三兩,丁香一兩。

用法 將以上藥材搗碎,加水五升,煮成兩升半,去渣後用來含漱,吐出後再繼續含漱。

來源 《備急千金要方》

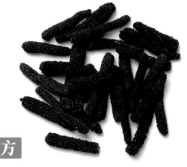

複方

主治 胃冷口酸。

用料 蓽撥半兩,厚朴(薑汁浸、炙)一兩,鯽魚肉適量。

用法 將蓽撥、厚朴一起研為末,加入熟熱的鯽魚肉調勻,和成綠豆大的丸,每次以米湯送服二十丸。

來源 《本草綱目》

椒目

性味	味苦、辛，性寒，有毒
歸經	歸脾、膀胱經。

🍃 別名

川椒目

📍 藥材來源

為芸香科植物，花椒的種子。

❗ 使用注意

陰虛火旺者禁服。

🛒 藥材選購

椒目為花椒的種子，可入藥。選購時以種皮皮質堅硬、種粒飽滿、表皮為黑色且有光澤的乾品為優。

單方

主治 水氣腫滿。

用法 將椒目炒後搗成膏狀，每次以酒送服一匙。

來源 《本草綱目》

複方

主治 腹滿口乾燥，腸間有水氣

用料 椒目、木防己、大黃各一兩，葶藶子二兩。

用法 將以上四味中藥共研為末，煉蜜為丸，蜜丸如梧子大，飲服一丸，日三服，稍增，口中有津液，渴者加芒硝半兩。病者脈伏，其人欲自利，利者反快，雖利心下續堅滿，此為留飲欲去故也。

來源 《備急千金要方》

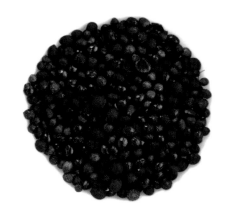

母丁香

性味	味辛，性溫，無毒
歸經	歸脾、胃、腎經

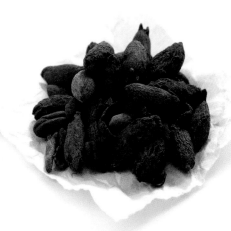

別名

雞舌香、亭炅獨生、雌丁香

藥材來源

為桃金娘科植物，丁香的果實。

使用注意

一切有火熱證者忌服。

藥材選購

母丁香以其果實入藥，選購時以果實粒大堅硬、飽滿、表皮為棕褐色、不易破碎的乾品為優。

單方

主治 唇舌生瘡。

用法 將母丁香研成粉末，以棉團裹好含入口中。

來源 《本草綱目》

複方

主治 小兒吐瀉。

用料 母丁香、橘紅等份，生半夏一錢，薑汁適量。

用法 將母丁香、橘紅研末，加煉蜜做成丸，如黃豆大，米湯送服。如嘔吐不止，可用母丁香、生半夏各一錢，泡薑汁中一夜，曬乾為末，以薑汁調麵糊做成丸，如黍米大。每服適量，薑湯送下。

來源 《本草綱目》

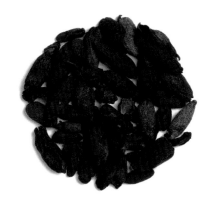

肉桂

性味	味辛、甘，性熱
歸經	歸腎、脾、心、肝經

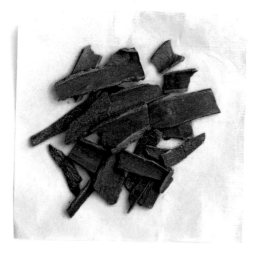

別名

紫桂、大桂、辣桂、糠桂、菌桂、清化桂、板桂、桂楠、大葉清化桂

藥材來源

為樟科植物，肉桂和大葉清化桂的乾皮及枝皮。

使用注意

陰虛內熱者禁服，孕婦慎服。

藥材選購

肉桂以其樹皮入藥，選購時以皮較薄且呈捲筒狀、皮香氣濃郁的乾品為優。

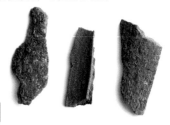

常用方

主治　感受寒濕，腰痛不能轉側，兩脅搐急作痛者。

用料　酒防己、漢防己、防風（炒）各0.9克，神麴、獨活各1.5克，川芎、柴胡、肉桂、當歸（稍炙）、甘草、蒼朮各3克，羌活4.5克，桃仁5個（去皮，尖，研如泥）。

用法　以上藥材搗碎，都作一服。用好酒900毫升，熬至300毫升，去渣稍熱，空腹時服。

來源　《蘭室秘藏》

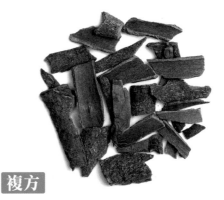

複方

主治　臉上黑皰。

用料　薑、肉桂各一兩。

用法　薑、肉桂研細。每服一茶匙，醋湯送下。

來源　《本草綱目》

吳茱萸

性味	味辛、苦，性溫，有毒
歸經	歸肝、胃、脾、腎經

藥材選購

吳茱萸以其未成熟的果實入藥，果實為類球形或五角狀扁球形。選購時以果實飽滿、顏色綠、香氣濃郁的為優。

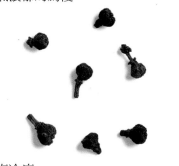

單方

主治 心腹冷痛。

用法 吳茱萸加酒三升煮開後，分三次服用下。

來源 《本草綱目》

複方

主治 胃氣虛冷，口吐酸水。

用料 吳茱萸、乾薑等份。

用法 將吳茱萸放入開水中泡七次，取出焙乾，加等份的乾薑一起研為粉末。每次以熱湯服一錢。

來源 《本草綱目》

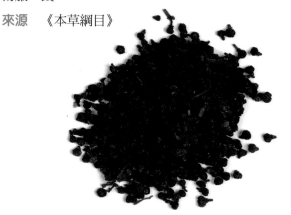

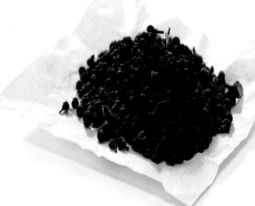

別名

吳萸、左力、辣子

藥材來源

為芸香科植物，吳茱萸的未成熟果實。

使用注意

腸虛泄瀉者忌用。

第七章

行氣藥（理氣藥）

理氣藥是指具有疏暢氣機、調整臟腑功能、消除氣滯的藥物。

中醫理論認為氣運行於全身，貴在流通疏暢，如果某些臟腑、經絡發生病變，使氣的流通發生障礙，則出現氣滯。氣滯的症狀在慢性胃炎、潰瘍病、膽道疾病、慢性肝炎等許多消化系統疾病以及支氣管哮喘、婦女經痛等疾病中皆可見到。氣滯的治療原則是理氣或行氣。

柿蒂

性味	味苦、澀，性平，無毒
歸經	歸肺、胃經

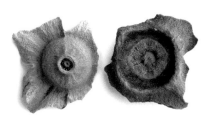

🛒 藥材選購

柿蒂為柿子的花萼，可入藥，選購時以質地厚、表面帶霜、紅棕色、味澀的乾品為優。

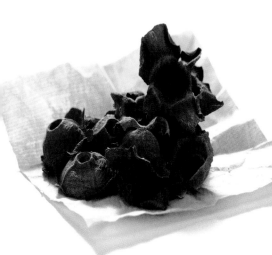

常用方

主治 各種打嗝、噫，嘔吐痰涎。

用料 丁香、柿蒂、青皮、陳皮等份。

用法 以上藥材研為粗末。每服 9 克，用水 220 毫升，煎至 150 毫升，去渣溫服，不定時服用。

來源 《衛生寶鑒》

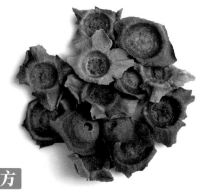

🍃 別名

柿錢、柿丁、柿子把、柿萼、鎮頭迦

📍 藥材來源

為柿科植物柿的宿存花萼。

複方

主治 打嗝不止。

用料 柿蒂、丁香各二錢，生薑五片。

用法 水煎服。或將兩藥研末，開水沖服亦可。

來源 《本草綱目》

白梅花

性味	味酸、澀，性平，無毒
歸經	歸肝、肺經

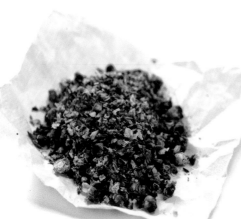

🔖 別名

綠萼梅、綠梅花、梅花

📍 藥材來源

為薔薇科植物梅的花蕾。

❗ 使用注意

血虛無熱，以及外感風寒者忌服。

🛒 藥材選購

白梅花以其花蕾入藥，選購時以花蕾完整而均勻、花含苞未放、花萼綠、花瓣白、含清香氣味的乾品為優。

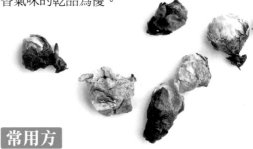

常用方

主治 夏月長途，津少口渴。

用料 枇杷葉、乾葛根末、百藥煎、烏梅肉、白梅花、甘草各 3 克。

用法 以上藥材研為末，用蠟 150 克，先溶蠟開，投蜜 30 克，和藥末搗二、三百下，丸如雞頭子大。夏月長途噙化 1 丸，津液頓生，寒香滿腹，妙不可言。

來源 《壽世保元》

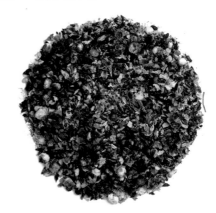

沉香

性味	味辛、苦，性溫，無毒
歸經	歸腎、脾、胃經

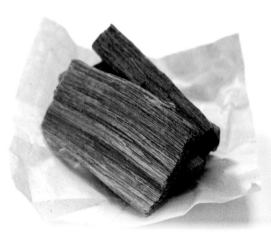

別名

蜜香、沉水香、白木香、土沉香、女兒香、牙香樹、莞香、六麻樹

藥材來源

為瑞香科植物，沉香或白木香的含有樹脂的木材。

使用注意

體內津液匱乏，容易上火者慎用；身體虛弱、元氣不足者也要慎用。

藥材選購

沉香為沉香或白木香的含樹脂木材，可入藥。一般為不規則的塊狀或片狀。選購時以質地較輕、斷面呈刺狀、顏色為棕色、燃燒時油滲出較多且香氣濃烈的乾品為優。

常用方

主治 中風痰盛，堵塞氣管，影響呼吸者。

用料 附子（炮）1個，沉香（與附子等份），人參15克，半夏（制）6克，天南星（炮）3克。

用法 以上藥材研為細末，每服9克，用水300毫升，加生薑10片，煎至150毫升，空腹時服。

來源 《東醫寶鑒・雜病篇》

複方

主治 心神不定，恍惚健忘。

用料 茯苓二兩（去皮），沉香半兩。

用法 將以上兩種材料共研為末，加煉蜜做成丸，如小豆大。每服三十丸，飯後服，人參湯送下。

來源 《本草綱目》

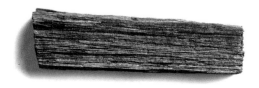

川楝子

性味	味苦，性寒，有小毒
歸經	歸肝、小腸、膀胱經

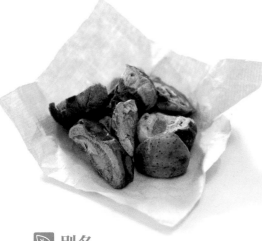

別名

楝實、練實、金鈴子、仁棗、苦楝子

藥材來源

為楝科植物川楝的果實。

❗ 使用注意

脾胃虛寒者忌服（脾胃虛寒的症狀表現為天氣變冷或吃生冷食物時，胃部有疼痛感，疼痛時伴有寒涼感）。

🛒 藥材選購

川楝子以其果實入藥，果實一般呈球形或橢圓形。選購時以個大、果皮金黃色、果肉厚而鬆軟且顏色為黃白色的乾品為優。

單方

主治 耳內有惡瘡。

用法 取川楝子少許，搗成細末，裹在細棉團裡輕塞入耳中。

來源 《太平聖惠方》

複方

主治 小腹有可動硬塊，痛不可忍。

用料 胡蘆巴八錢，茴香六錢，巴戟天（去心）、川烏頭（炮，去皮）各二錢，川楝子（去核）四錢，吳茱萸五錢。

用法 將以上所有材料共研為末，加酒糊做成丸，如梧子大。每服十五丸，小兒五丸，鹽酒送下。

來源 《本草綱目》

大腹皮

性味	味辛，性微溫，無毒
歸經	歸肺、脾、胃、大腸、小腸經

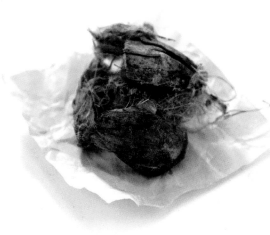

別名

檳榔皮、大腹毛、茯毛、檳榔衣、大腹絨

藥材來源

為棕櫚科植物檳榔的果皮。

使用注意

氣虛體弱者慎用（氣虛的人往往身體比較虛弱，面色蒼白、四肢乏力、呼吸短促、頭暈、語聲低微等）。

藥材選購

大腹皮為檳榔的果皮，可入藥。市場上出售的大腹皮通常縱剖為二，選購時以質地柔韌、黃白色、無雜質的乾品為優。

常用方

主治 濕氣鬱滯經絡，腳氣腫滿，沉重疼痛，經脈不利。

用料 連皮大腹子、沉香（銼）、檳榔（銼）、桑白皮（銼，微炒）、烏藥（銼）、荊芥穗、陳皮（洗，去瓤，焙乾）、茴香（炒）、白茯苓（去皮）、木通（銼）、紫蘇子（微炒）、紫蘇葉、甘草（炒）各30克，乾木瓜75克（去瓤），枳殼45克（麩炒，去瓤）。

用法 以上藥材研為細末。每服15克，用水150毫升，加生薑5片、蘿蔔5大片，同煎至105毫升，去渣，空腹時溫服，一日兩次。十日之後，每日服一次，病癒即止。

來源 《禦藥院方》

複方

主治 小兒風痰壅閉，語音不出，氣促喘悶，手足動搖。

用料 訶子（半生半炮，去核）、大腹皮等份。

用法 水煎服。

來源 《本草綱目》

刀豆

性味	味甘，性溫，無毒
歸經	歸脾、胃、大腸、腎經

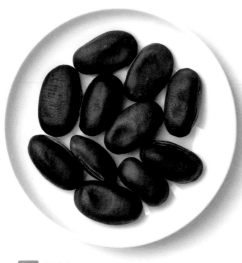

🌿 別名

刀豆子、大弋豆、大刀豆、關刀豆、刀巴豆、馬刀豆、刀培豆、刀豆干

📍 藥材來源

為豆科植物，刀豆的種子。

❗ 使用注意

胃熱熾盛者慎服。胃熱，就是胃火、胃熱熾盛，可出現胃中嘈雜、口臭、大便便秘等。

🛒 藥材選購

刀豆以其種子入藥，種子一般為扁卵形或扁腎形。選購時以顆粒大且飽滿、顏色淡紅的乾品為優。

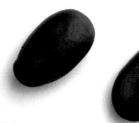

常用方

主治	百日咳。
用料	刀豆十粒（打碎），甘草一錢。
用法	藥材中加冰糖適量，水一杯半，煎至一杯，去渣，頻服。
來源	《江西中醫藥》

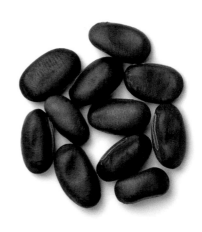

天仙藤

性味	味苦，性溫
歸經	歸肝、脾、腎經

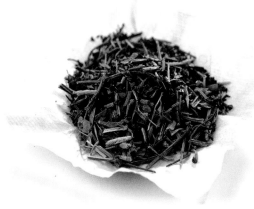

📋 別名

都淋藤、三百兩銀、兜鈴苗青木香藤、香藤、臭拉秧子、癢辣菜

📍 藥材來源

為馬兜鈴科植物馬兜鈴的莖葉。

❗ 使用注意

氣血兩虛者忌用。

🛒 藥材選購

天仙藤為馬兜鈴的莖葉，可入藥。選購時以莖細、有葉子、青綠色的乾品為優。

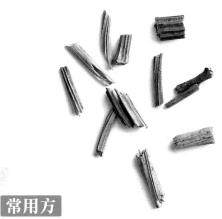

常用方

主治　產後腹痛不止及一切血氣腹痛。

用料　天仙藤 150 克（炒焦）。

用法　藥材研為細末，每次服用 6 克，產後腹痛用生薑、小便和酒調下，常患血氣腹痛用溫酒調服。

來源　《婦人大全良方》

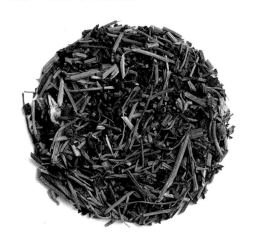

・ 本藥材「天仙藤」含馬兜鈴酸，台灣已禁止使用，然為保持原著內容及篇幅之完整，特予以保留以供參考。

甘松

性味	味甘，性溫
歸經	歸脾、心、胃經

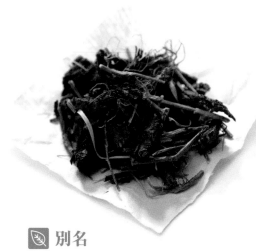

別名

香松、甘香松

藥材來源

為敗醬科植物，甘松香或寬葉甘松的根莖及根。

使用注意

氣虛血熱者忌服。氣虛多是由先天不足，後天失養，或是勞累過度，或是久病不復導致的。氣虛的人多表現為虛弱無力、頭暈眼花、面色蒼白等。血熱是熱毒侵入血液，血液加速而導致的病理狀態。

藥材選購

甘松以其根莖及根入藥，一般呈蝦形彎曲。選購時以主根比較肥壯、根條長、沒有碎片泥沙等雜質、含濃烈芳香味的乾品為優。

常用方

主治 預防瘟疫。

用料 乳香、蒼朮、細辛、甘松、川芎、降香各等份。

用法 以上藥材研為末，加入棗肉做成丸，遇瘟疫大爆發之時，家中各處焚之。

來源 《醫方易簡》

複方

主治 去風寒，令面光悅，卻老去皺。

用料 青木香、白附子、川芎、白蠟、零陵香、香附、白芷各二兩，茯苓、甘松各一兩，羊髓一升半（煉）。

用法 將以上十味中藥搗碎，然後加入水、酒各半升。浸藥經宿，煎三上三下，候水酒盡，膏成，去渣敷面作妝，如有皆落。

來源 《備急千金要方》

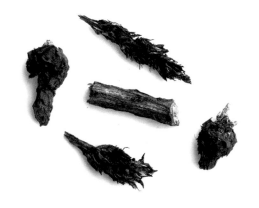

化橘紅

| 性味 | 味苦、辛，性溫，無毒 |
| 歸經 | 歸脾、肺經 |

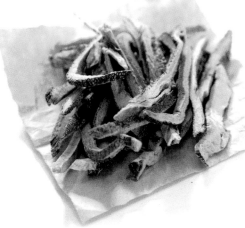

🌿 別名

化皮、化州橘紅、化州陳皮柚皮橘紅、毛化、化州仙橘

📍 藥材來源

為芸香科植物，化州柚或柚的未成熟果實的外層果皮。

❗ 使用注意

化橘紅藥性溫和，適合咽炎、風寒咳嗽、支氣管炎等症狀。肺熱咳嗽的人是不適合吃化橘紅的，由肺熱導致咳嗽的人吃化橘紅只會使咳嗽加劇。體虛者也不適合吃化橘紅。

🛒 藥材選購

化橘紅為化州柚或柚的未成熟果實的外層果皮，可入藥。果皮一般呈對折的七角、六角或五角形。選購時以皮厚、毛多、氣味濃烈的乾品為優。

常用方

主治 咳嗽痰多，咳吐不爽，氣急胸悶者。

用料 化橘紅、川貝母、半夏、杏仁霜、遠志、桔梗、甘草、天花粉、木香、肉桂、枇杷葉、款冬花、紫菀、前胡、黑蘇子、麻黃。

用法 製成顆粒劑。每服 3 克，日服兩次，吞服或沖服。

來源 《上海市藥品標準》

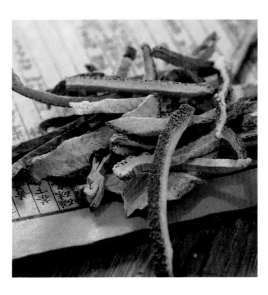

藿香

性味	味辛，性微溫
歸經	歸脾、心、胃經

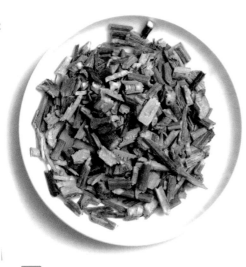

📎 別名

土藿香、枝香、廣藿香、枝香排香草、野藿香

📍 藥材來源

為唇形科植物，廣藿香或藿香的全草。

❗ 使用注意

陰虛火旺者忌服，胃弱者忌服。

🛒 藥材選購

藿香以全草入藥，選購時以莖皮青綠色、葉片多而完整、香氣比較濃烈的乾品為優。

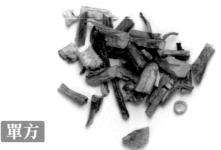

單方

主治　口臭。

用法　將藿香洗淨，煎成湯，隨時用來漱口。

來源　《本草綱目》

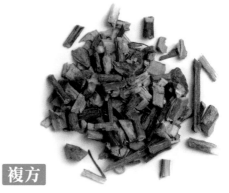

複方

主治　暑天吐瀉。

用料　滑石（炒）二兩，藿香二錢半，丁香五分。

用法　將以上幾味中藥共研為末，每服一、二錢，洗米水調服。

來源　《本草綱目》

婆羅子

性味	味甘，性溫，無毒
歸經	歸肝、胃經

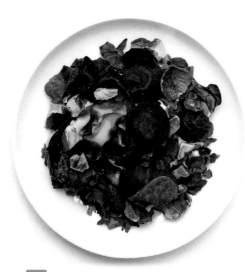

別名

莎婆子、武吉、蘇羅子、開心果、索羅果、棱欏子

藥材來源

為七葉樹科植物七葉樹、浙江七葉樹或天師栗的果實或種子。

使用注意

氣虛及陰虛者忌用。

藥材選購

婆羅子以其果實或種子入藥，種子有點像板栗，扁球形或圓球形，表面棕色或棕褐色，種皮硬且脆。

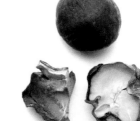

單方

主治　胃痛。

用法　將一枚婆羅子去殼後搗碎，用水煎服，連續服用三次。

來源　《百草鏡》

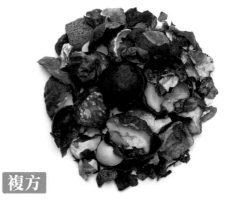

複方

主治　心痛。

用料　婆羅子、黃酒。

用法　將婆羅子燒乾成灰，以黃酒沖服。

來源　《楊春涯經驗方》

九香蟲

性味	味鹹，性溫，無毒
歸經	歸脾、心、胃經

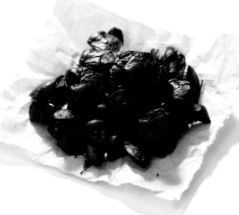

🍃 別名

黑兜蟲、瓜黑蝽、屁板蟲、羌螂蟲、
打屁蟲、屁巴蟲

📍 藥材來源

為蝽科昆蟲九香蟲的乾燥全蟲。

❗ 使用注意

凡陰虛內熱者忌服。陰虛有五心煩
熱，午後潮熱、盜汗、顴紅、消瘦、
舌紅少苔等表現。內熱，表現為脾氣
暴躁、消瘦、喜食生冷食物等。

🛒 藥材選購

九香蟲以其蟲體入藥，蟲體一般為扁平的六
角狀橢圓形，選購時以蟲體均勻、棕褐色、
油性較大且無蟲蛀的乾品為優。

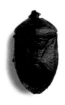 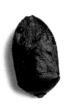 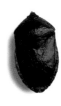

複方

主治 膈脘滯氣，脾腎虧損，元陽不足。

用料 九香蟲一兩（半生焙），車前子（微
炒）、陳皮各四錢，白朮（焙）五錢，杜仲
（酥炙）八錢。

用法 將以上幾味中藥共研為末，加煉蜜做
成丸，如梧子大。每服一錢五分，以鹽開水
或鹽酒服下，早晚各服一次。

來源 《本草綱目》

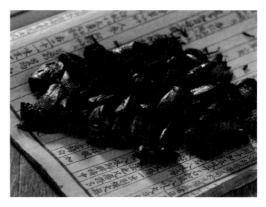

橘核

性味	味苦，性平，無毒
歸經	歸肝、腎、膀胱經

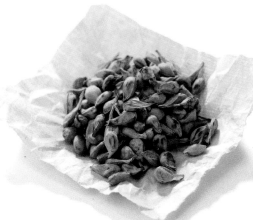

別名

橘子仁、橘子核、橘米、橘仁

藥材來源

為芸香科植物，福橘或朱橘等多種橘類的種子。

使用注意

正氣虛弱者忌用。正氣虛弱通常是由精氣不足導致的，表現為精神疲憊、面色不佳、頭暈眼花、飲食減少、虛弱無力等。

藥材選購

橘核為多種橘類的種子，可入藥。選購時以子粒均勻而飽滿、白色的乾品為優。

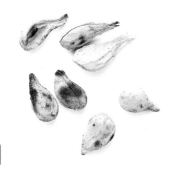

單方

主治 小腸疝氣及陰核腫痛。

用法 將五錢橘核炒製後研成末，以老酒煎服或加酒糊做成丸服用。

來源 《本草綱目》

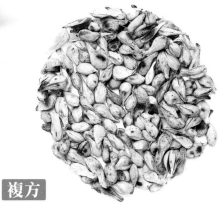

複方

主治 腰痛。

用料 橘核、杜仲各二兩。

用法 將這兩味中藥炒、研為末。每服兩錢，鹽酒送下。

來源 《本草綱目》

橘絡

性味	味甘、苦，性平，無毒
歸經	歸肝、脾經

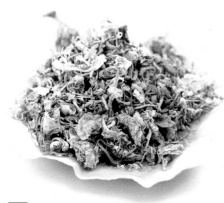

別名

橘絲、橘筋

藥材來源

為藥芸香科植物，福橘或朱橘等多種橘類的果皮內層筋絡。

藥材選購

橘絡為各種橘類的果皮內層的筋絡，可入藥。在多種橘絡中，以鳳尾橘絡品質最優，鏟絡品質最差。選購時以整齊而均勻、絡長不碎、黃色的乾品為優。

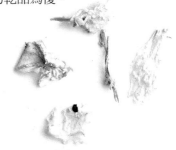

常用方

主治　風邪頭痛。頭目昏漲，疼痛明顯者。

用料　白芷4.5克，蟬蛻3克，槁本4.5克，苦桔梗6克，薄荷3克，橘絡3克。

用法　水煎，熏洗。

來源　《慈禧光緒醫方選議》

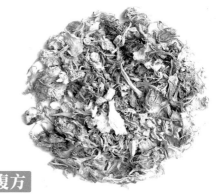

複方

主治　口渴吐酒。

用料　橘絡。

用法　炒熟煎激發飲，甚效。

來源　《本草綱目》

橘皮

性味	味辛，性溫，無毒
歸經	歸脾、肺、肝、胃、大腸經

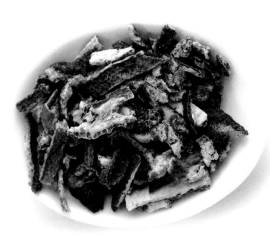

🍃 別名

陳皮、黃橘皮、紅皮、廣陳皮、新會皮、陳皮炭、炒陳皮

📍 藥材來源

為藥芸香科植物，橘及其栽培變種品的成熟果皮。

❗ 使用注意

氣虛及陰虛咳嗽生痰者不宜服用。患有吐血症者要慎用。

🛒 藥材選購

橘皮為橘及其栽培變種品的成熟果皮，選購橘皮時以皮薄、片大、顏色嬌紅、表皮油潤、香氣較濃烈的乾品為優。

單方

主治 化食消痰。

用法 將半兩橘皮微熬，研成末，水煎代茶飲服。

來源 《本草綱目》

複方

主治 傷寒及一切雜病，乾嘔，手足逆冷。

用料 橘皮四兩，生薑一兩。

用法 上藥加水二升，煎取一升，徐徐飲服。

來源 《本草綱目》

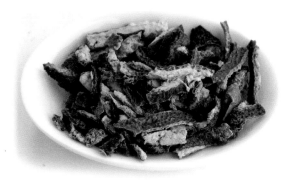

香櫞

性味	味辛、苦、酸，性溫，無毒
歸經	歸肝、肺、脾經

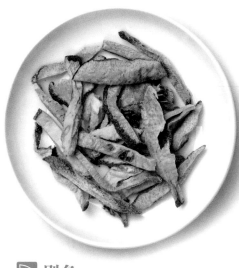

🍃 別名

枸櫞、鉤緣乾、香泡樹

📍 藥材來源

為藥芸香科植物，枸櫞或香圓的成熟果實。

❗ 使用注意

陰虛血燥及孕婦氣虛者慎服。

🛒 藥材選購

香櫞以其果實入藥，又分為枸櫞、香圓兩種，前者為圓形或長圓形片狀，後者為類球形或圓形片狀。選購時枸櫞以片黃白色、香氣濃的乾品為優；香圓以個大皮粗、顏色黑綠色且香氣濃郁的乾品為優。

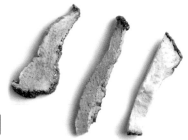

常用方

主治 氣逆不欲進食或嘔吐。

用料 陳香櫞兩個，真川貝三兩（去心），當歸一兩五錢（炒黑），白通草（烘燥）一兩，陳西瓜皮一兩，甜桔梗三錢。

用法 以上藥材一起研為細末，將白檀香劈碎煎成濃汁後做成丸，每次以開水送服三錢。

來源 《梅氏驗方新編》

複方

主治 鼓脹。

用料 陳香櫞一枚（連瓤），大核桃肉二枚（連皮），縮砂仁二錢（去膜）。

用法 以上藥材各煆為散，用砂糖拌調好，每頓飯時空心服用。

來源 《本經逢原》

荔枝核

性味	味甘、澀，性溫，無毒
歸經	歸肝、腎、脾經

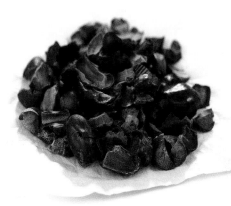

別名

荔仁、枝核、大荔核

藥材來源

為無患子科植物荔枝的種子。

使用注意

不是由寒凝導致氣滯的人禁服。

藥材選購

荔枝核為荔枝的種子，可入藥。種子一般為長橢圓形，選購時以顆粒大而飽滿、顏色棕紅、種皮有光澤的乾品為優。

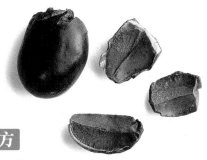

單方

主治　脾痛。

用法　將荔枝核研為末，每次用醋送服，每次服兩錢。

來源　《本草綱目》

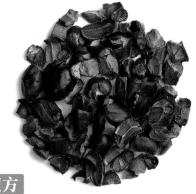

複方

主治　疝氣。

用料　荔枝核（炒黑）、大茴香（炒）。

用法　荔枝核（炒黑）、大茴香（炒）等分為末。每服一錢，溫酒送下。

來源　《本草綱目》

佛手花

性味	味微苦，性微溫
歸經	歸肝、胃經

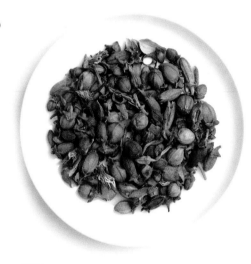

🌿 別名

佛柑花

📍 藥材來源

為芸香科植物佛手的花朵和花蕾。

🛒 藥材選購

佛手花為佛手的花朵或花蕾，可入藥。選購時以朵大完整、香氣濃郁的乾燥花朵為優。

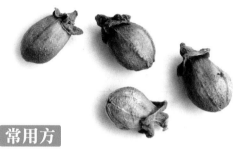

常用方

主治 胸悶氣滯、消化不良、食欲不振、脹氣嘔吐等症狀。

用法 佛手花 15 克，加水 200 毫升，煎至 100 毫升，去渣放洗好的糙米 100 克。加水煮成稀粥，加入少許冰糖。每日溫服 2 次。

來源 民間驗方

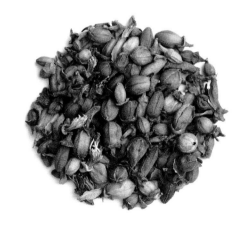

玫瑰花

| 性味 | 味甘、微苦，性溫，無毒 |
| 歸經 | 歸肝、脾經 |

🛒 藥材選購

玫瑰以其初放的花入藥。選購時以花朵大而完整、花瓣厚且色紫、不露蕊、色澤鮮豔、香氣濃烈的乾品為優。

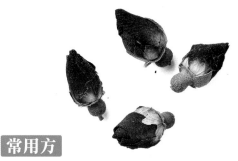

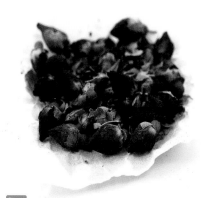

🍃 別名

徘徊花、筆頭花、湖花、刺玫花

📍 藥材來源

為薔薇科植物，玫瑰初放的花。

⚠️ 使用注意

陰虛火旺者慎服，陰虛火旺常見症狀有煩躁易怒、兩頰潮紅、性欲亢進。

常用方

主治 肝鬱吐血，月經不調。

用料 玫瑰花300朵（初開者，去心、蒂）。

用法 將新汲水放砂鍋內煎取濃汁，濾去渣再煎，加白冰糖 500 克收膏，如專調經，可用紅糖收膏，瓷瓶密收，切勿洩氣。早晚用開水沖服。

來源 《飼鶴亭集方》

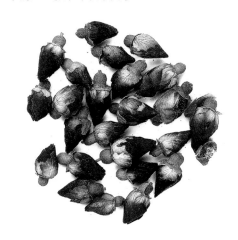

木香

性味	味辛、苦，性溫，無毒
歸經	歸肺、肝、脾、胃、心、膀胱經

🔖 別名

蜜香、青木香、五香、五木香、南木香、廣木香

📍 藥材來源

為菊科植物雲木香、越西木香、川木香等的根。

❗ 使用注意

凡是陰虛內熱、胃氣虛弱、元氣虛脫的人都要禁用。

🛒 藥材選購

木香以其根部入藥，根部一般為圓柱形，選購時以根條均勻、質地堅實、色為黃棕色、香氣濃郁的乾品為優。

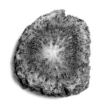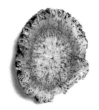

單方

主治　蛇蟲咬傷。

用法　將木香煎水服。

來源　《本草綱目》

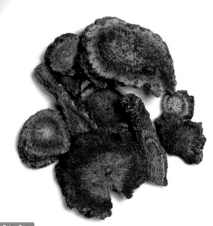

複方

主治　中氣不省（閉目不語，狀如中風）。

用料　木香、冬瓜子、竹瀝和薑汁。

用法　將木香研細，冬瓜子煎湯灌下三錢。痰盛者，藥中加竹瀝和薑汁。

來源　《本草綱目》

莪朮

性味	味苦、辛，性溫，無毒
歸經	歸肝、脾、肺、心、腎經

🛒 藥材選購

莪朮以其根莖入藥，選購時以根條均勻、質地堅實、根斷面灰褐色的乾品為優。

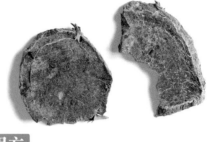

常用方

主治 痰瘀互結，脾痞脅痛。

用料 芫花、半夏、天南星、莪朮各 30 克。

用法 以上藥材銼碎和勻，將苦油竹一截留節，將藥放置竹內，將好醋 250 毫升灌入竹內，浸濕紙塞緊，卻入文武火中，煨一日夜，不可著猛火，待醋乾，取出藥，焙乾為末，糊丸梧桐子大。空腹時用熱水吞服 50 丸。

來源 《觀聚方要補》卷四引《虛實辨疑示兒仙方》

🍃 別名

蓬朮、羌七、廣術、黑心薑、文術、山薑黃、綠薑

📍 藥材來源

為薑科植物，莪朮的根莖。

❗ 使用注意

月經過多以及孕婦忌服。氣血兩虛、脾胃薄弱、無積滯的人要慎服。

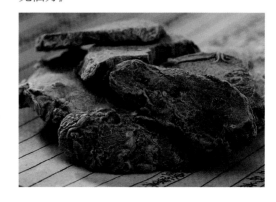

橘紅

性味	味辛、苦，性溫
歸經	歸膀胱、小腸、肺、脾、大腸、胃經

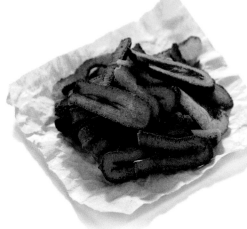

別名

芸皮、芸紅

藥材來源

為芸香科植物橘及其栽培變種品的外層果皮。

使用注意

陰虛燥咳及咳嗽氣虛者不宜服。

 藥材選購

橘紅為橘及其栽培變種品的外層果皮，可入藥。一般為長條形或不規則的薄片狀，選購時以片大皮薄、表面油潤且顏色紅的乾品為優。

單方

主治 產後脾氣不利，小便不通。

用法 將橘紅研為粉末，每次空心以溫酒送服二錢。

來源 《校注婦人良方》

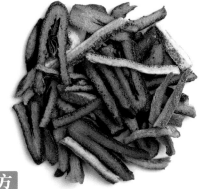

複方

主治 風痰麻木。

用料 橘紅一斤，水五碗。

用法 將橘紅加水煮爛，去渣，再煮至一碗，一次服下。

來源 《本草綱目》

檀香

性味	味辛，性溫，無毒
歸經	歸脾、胃、肺、肝經

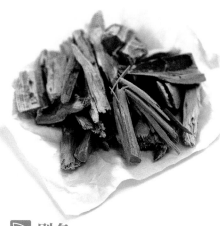

別名

旃檀、白檀、白檀香、黃檀香、真檀、浴香

藥材來源

為檀香科植物，檀香的心材。

使用注意

陰虛火盛者忌用。

藥材選購

檀香以其心材入藥。一般以段出售。以黃檀香為例，選購時以質地堅實緊致、油性大、顏色黃、香味濃厚的乾品為優。

常用方

主治　心痛、胃痛等各種痛。

用料　丹參30克，檀香、砂仁各30克。

用法　用水220毫升，煎至160毫升服用。

來源　《時方歌括》

複方

主治　理脾快氣。

用料　青皮一斤，甘草末一兩，檀香末半兩。

用法　青皮一斤，曬乾，焙過，研為末，加甘草末一兩、檀香末半兩，和勻收存。每用一、二錢，放一點鹽，開水送服。

來源　《本草綱目》

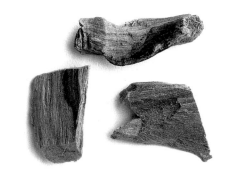

烏藥

性味	味辛，性溫，無毒
歸經	歸脾、肺、腎、膀胱經

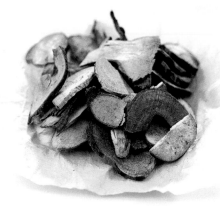

別名

旁其、矮樟、香葉子樹、白葉柴、吹風散、青竹香、錢蟆柴、錢柴頭

藥材來源

為樟科植物烏藥的根。

使用注意

孕婦以及體虛者慎用，氣虛以及有內熱證者禁服。

藥材選購

烏藥以其根入藥。市場上分有烏藥個和烏藥片出售。選購時烏藥個以連珠狀、質地嫩、粉性大、橫斷面為淺棕色的乾品為優。烏藥片則以平整不卷、顏色較淡、沒有黑斑、沒有破碎的乾品為優。

常用方

主治　血海疼痛。

用料　烏藥 7.5 克，香附 6 克，當歸 3 克，木香、甘草（炙）各 1.5 克。

用法　水煎服。

來源　《濟陰綱目》

複方

主治　心腹刺痛。

用料　香附（去毛，焙）二十兩，烏藥十兩，甘草（炒）一兩。

用法　將這幾味中藥共研為末。每服二錢，鹽湯送下。

來源　《本草綱目》

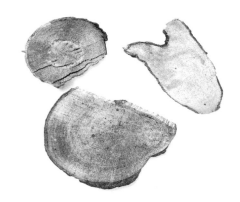

香附

性味	味辛、微苦、甘，性平，無毒
歸經	歸肝、肺、脾、胃、三焦經

藥材選購

香附為莎草根莖，可入藥，選購時以根莖大、質地堅實、棕褐色、香氣濃烈的乾品為優。

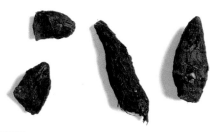

單方

主治 蜈蚣咬傷。

用法 將香附嚼爛敷在患處。

來源 《本草綱目》

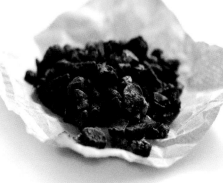

別名

雀頭香、莎草根、香附子、雷公頭、香附米、三棱草根、苦羌頭

藥材來源

為莎草科植物莎草的根莖。

使用注意

月經之前以及血熱的人忌服，氣虛無滯的人也要忌服。

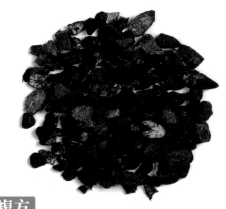

複方

主治 氣鬱頭痛。

用料 香附（炒）四兩，川芎二兩。

用法 將香附（炒）、川芎共研為末。每服二錢，茶湯調下。常服可防頭痛，又可明目。

來源 《本草綱目》

第八章

消食藥

消食藥是指能促進消化，增進食欲的藥物。

消食藥主要適用於宿食不消而引起的脘腹脹滿，不思飲食，脹氣吞酸，噁心嘔吐，大便失常，以及脾胃虛弱所致消化不良、食欲減退等。

穀芽

性味	味甘，性溫，無毒
歸經	歸脾、肝、心、肺、胃經

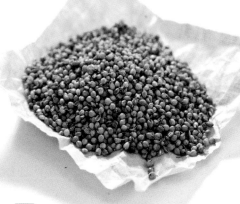

別名

蘖米、穀蘖、稻蘖、稻芽

藥材來源

為禾本科植物稻的成熟果實，經加工
而發芽者。

使用注意

胃下垂患者禁服。

藥材選購

穀芽為成熟稻子加工發芽後的成品，可入
藥，選購時以顆粒飽滿而均勻、表面黃色且
無雜質的乾品為優。

常用方

主治　穢濕著裡，脘悶便泄。

用料　藿香梗6克，陳皮5克，茯苓塊9克，
厚朴6克，大腹皮5克，穀芽3克，蒼朮6克。

用法　用水一升，煎煮至400升，日再服。

來源　《溫病條辨》

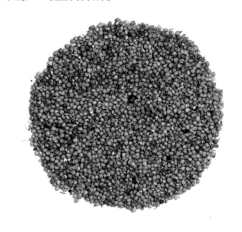

第九章

驅蟲藥

驅蟲藥是指能將腸道寄生蟲殺死或驅出體外的藥物。驅蟲藥主要用於腸內寄生蟲所引起的疾病，病人常見腹痛、腹脹、厭食或善饑多食、面黃、消瘦等。常配瀉下藥，促蟲排出。常用的驅蟲藥有苦楝皮、使君子、檳榔、南瓜子和雷丸等。

檳榔

性味	味苦、辛，性溫，無毒
歸經	歸胃、大腸經

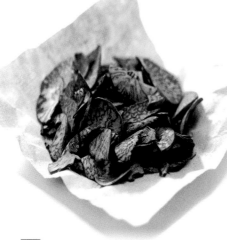

別名

白檳榔、橄欖子、檳榔仁、大腹子、
大腹檳榔、青仔、檳榔玉、榔玉

藥材來源

為棕櫚科植物檳榔的種子。

使用注意

過量使用容易導致發熱。氣虛下陷者
不宜服用。

藥材選購

檳榔以其種子入藥，一般為圓錐形或扁圓球
形。選購時以質地重而堅實、粒大、飽滿且
不破裂的為優。

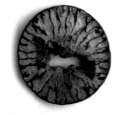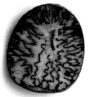

常用方

主治 血淋，小便淋漓，尿道疼痛。

用料 檳榔（1 枚面裹煨熟，去面）、赤茯
苓等份。

用法 以上藥材研為粗末。每次 15 克，用
水 230 毫升，煎至 160 毫升，去渣，空腹時
溫服。

來源 《普濟方》

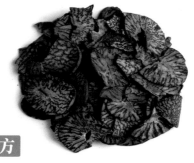

複方

主治 傷寒胸悶。

用料 檳榔、枳實等份。

用法 將以上兩味共研為末。每服二錢，黃
連煎湯送下。

來源 《本草綱目》

榧子

性味	味甘,性平,無毒
歸經	歸肺、胃、脾、大腸經

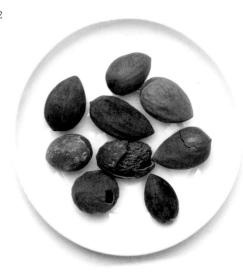

別名

榧實、玉山果、赤果、野杉、香榧、
木榧

藥材來源

為紅豆杉科植物榧的種子。

使用注意

大便不固者、脾虛泄瀉者不宜服用。

藥材選購

榧子為榧的種子,一般
為卵圓形,可入藥。選
購時以種子大而完整、
種殼薄、種仁黃白色、
不泛油的乾品為優。

常用方

主治 殺體內寄生蟲。

用法 將一枚榧子去皮炒熟後吃,胃弱的
人,用量減半。

來源 《本草綱目》

單方

主治 蟲積腹痛。

用料 細榧子 49 枚(去殼)。

用法 上藥材加砂糖水 100 毫升,沙鍋內煮
乾。熟食之。每月上旬平旦空腹服 7 枚。

來源 《景嶽全書》

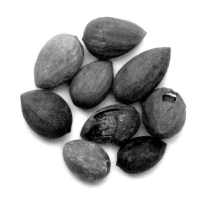

使君子

性味	味甘、性溫、有小毒
歸經	歸脾、胃經

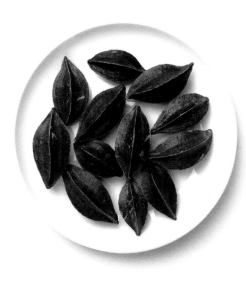

🍃 別名

留求子、史君子、五棱子、索子果、
冬均子、病柑子、君子仁

📍 藥材來源

為使君子科植物使君子的成熟果實。

❗ 使用注意

服藥時忌飲熱茶。大量服用會引起打
嗝、眩暈、嘔吐等；脾胃虛寒者不宜
多用；如果無蟲積最好不要服用。

🛒 藥材選購

使君子以其成熟果實入藥，其果實一般為橢
圓形或卵圓形，選購時以個大飽滿、表面有
紫褐色光澤、仁色為白色的乾品為優。

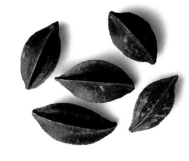

單方

主治 蛔蟲病。

用法 將使君子研為粉末，五更時以米湯調
服一錢。

來源 《本草綱目》

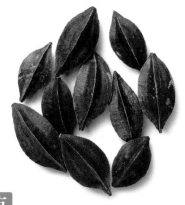

複方

主治 婦女閉經。

用料 瓜藤、使君子各半兩，甘草六錢。

用法 以上藥材研為粉末，每次以酒送服兩錢。

來源 《本草綱目》

雷丸

性味	味苦，性寒，有小毒
歸經	歸胃、大腸經

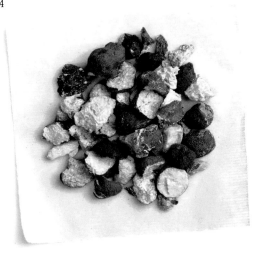

別名

竹苓、雷實、竹鈴芝

藥材來源

為多孔菌科植物雷丸的乾燥菌核。

使用注意

有蟲積而脾胃虛寒者慎服。

藥材選購

雷丸以其乾燥菌核入藥，一般為球形或不規則的塊狀。選購時以個大而飽滿、質地堅實、表面紫褐色、內部白色而沒有泥沙等雜質的乾品為優。

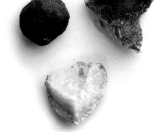

單方

主治 小兒出汗有熱、殺蟲逐邪。

用法 將四兩雷丸研為粉末，加粉半斤，拌勻後敷於身上。

來源 《本草綱目》

複方

主治 小兒驚悸、發熱，殺蟲逐邪。

用料 丹參、雷丸各半兩，豬油二兩。

用法 將以上藥材同煎幾次，去掉渣子取汁，將汁抹於身上。

來源 《本草綱目》

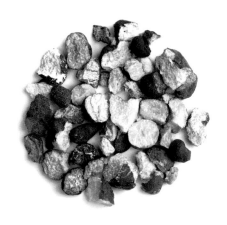

第十章

止血藥

止血藥是指能促進血液凝固而使出血停止的藥物。

止血藥主要透過增強體內凝血因素或抑制抗凝血因素，促使凝血，以達到止血目的。中藥止血藥具有收斂、凝固、清營、涼血等作用，用以治療咳血、衄血、便血、尿血及崩漏等出血證，並用於創傷性出血。

刺蝟皮

性味	味苦、甘，性平
歸經	歸肝、胃經

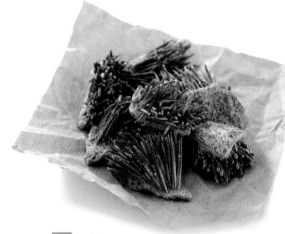

別名

蝟皮、仙人衣

藥材來源

為刺蝟科動物刺蝟或短刺蝟的皮。

使用注意

妊娠期忌服。

藥材選購

刺蝟皮一般為多角形板刷狀或直條狀，外表面為灰白色、黃色或灰褐色。選購時以皮張大、皮內層無肉脂、刺毛整潔的乾品為優。

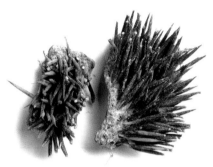

單方

主治 鼻血不止。

用法 將一塊刺蝟皮燒成末，取半錢以棉球裹塞到鼻中。

來源 《本草綱目》

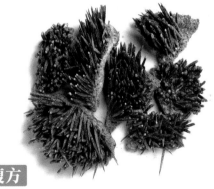

複方

主治 痔瘡下血。

用料 刺蝟皮、穿山甲等份，豆蔻量為刺蝟皮一半。

用法 刺蝟皮、穿山甲燒存性，加肉豆蔻，每服一錢，空心服，熱米湯送下。

來源 《本草綱目》

大薊

性味	味甘，性涼，無毒
歸經	歸肝、腎、心經

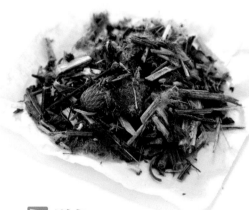

別名

野紅花、驢柴嘴、馬刺草、牛老虎刺、
草鞋刺、刷把頭、土紅花、野刺菜、
牛不嗅、豬媽菜、鳥不撲

藥材來源

為菊科植物，大薊的全草或根。

使用注意

熬制的時候，忌用鐵器。脾胃虛弱而
無瘀滯的人不要服用。

藥材選購

大薊以全草或根入藥。乾燥全草選購時以顏
色灰綠、乾淨無雜質的乾品為優。乾燥塊根
則以塊根粗壯、沒有鬚根、沒有蘆頭的乾品
為優。

常用方

主治 飲啖辛熱，熱邪傷肺，肺癰吐血。

用料 大薊根（洗）、犀牛角（以水牛角代）
（鎊）、升麻、桑白皮（炙）、蒲黃（炒）、
杏仁（去皮、尖）、桔梗（去蘆，炒）各
30克，甘草（炙）15克。

用法 以上藥材碎為小塊，每次12克，用
水230毫升，加薑5片，煎至180毫升，去
渣溫服，不拘時候。

來源 《重訂嚴氏濟生方》

複方

主治 痣瘡惡腫。

用料 大薊四兩，乳香一兩，明礬五錢。

用法 上藥共研為末。每服二錢，酒送下。
以出汗為見效。

來源 《本草綱目》

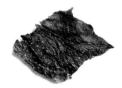

地榆

性味	味苦、酸,性寒,無毒
歸經	歸肝、肺、胃、大腸經

別名

白地榆、山紅棗根、棗兒紅紅地榆、紅繡球、土兒紅、山棗仁、一枝箭、紫朵苗子小紫草、黃瓜香、血箭草

藥材來源

為薔薇科植物,地榆的根及根莖。

使用注意

虛寒證者忌服。大面積燒傷者不宜外塗。

藥材選購

地榆以其根及根莖入藥,根一般為不規則的紡錘形或圓柱形。選購時以根條粗壯、質地堅實、斷面為粉紅色的乾品為優。

單方

主治 小兒濕瘡。

用法 將地榆煎成濃汁,一天清洗瘡處兩次。

來源 《本草綱目》

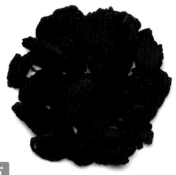

複方

主治 下血狀如雞肝,腹中絞痛難忍者。

用料 茜根、升麻、犀牛角(以水牛角代)各三兩,桔梗、黃芩各一兩,地榆、白荷各四兩。

用法 上藥搗碎,以水九升,煎取二升半,分三服。

來源 《備急千金要方》

槐花

性味	味苦,性微寒
歸經	歸肝、肺、心、大腸經

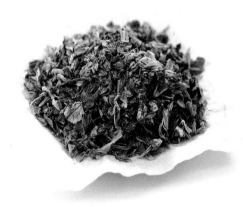

別名

槐蕊、槐、豆槐、白槐、細葉槐、金藥樹、護房樹

藥材來源

為豆科植物,槐的花朵或花蕾。

使用注意

脾胃虛寒者忌服。

藥材選購

槐樹的花朵和花蕾都可以入藥。藥用花朵選購時以花朵整齊完整、顏色為黃白色、沒有枝梗等雜質的乾品為優。藥用花蕾選購時以花蕾粗壯、花萼綠色、沒有枝梗雜質的乾品為優。

單方

主治	中風失音。
用法	將槐花炒過,三更後仰臥嚼咽。
來源	《本草綱目》

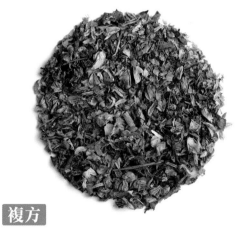

複方

主治	吐血不止。
用料	槐花,麝香。
用法	槐花燒存性,加麝香少許,研勻,糯米湯送服三錢。
來源	《本草綱目》

小薊

性味	味甘，性涼，無毒
歸經	歸肝、心經

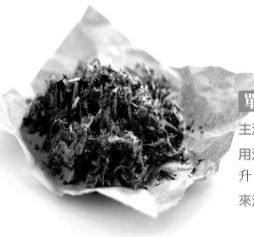

 別名

千針草、刺兒菜、青青菜、槍刀菜、
野紅花、刺角菜、木刺艾、刺杆菜、
刺刺芽、刺蘿蔔

藥材來源

為菊科植物，小薊的全草或根。

！使用注意

脾虛泄瀉、極度血虛、不思飲食者及
氣虛者不宜服用。

藥材選購

小薊以全草或根部入藥。乾燥全草的莖一般
為圓柱狀，表面紫棕色，中空。葉片比較
多，皺縮捲曲，葉片暗黃綠色，表面有金黃
色刺。一般用全草，而青海則多用根和莖。

單方

主治 鼻塞，氣息不通。

用法 將一把小薊嚼爛，加水三升，煮取一
升，分兩次服用。

來源 《備急千金要方》

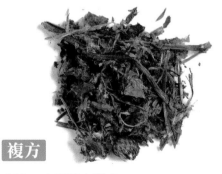

複方

主治 小產流血過多。

用料 小薊根、葉，益母草各五兩。

用法 小薊根、葉，益母草，加水兩大碗煎
成一小碗，分兩次服，一日服完。

來源 《本草綱目》

側柏葉

性味 味苦、澀；性微寒

歸經 歸肺、肝、大腸經

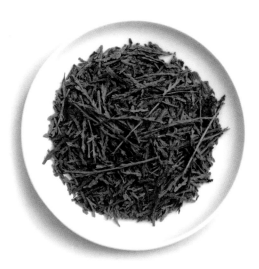

🍃 別名

柏葉、扁柏葉、叢柏葉

📍 藥材來源

為柏科植物側柏的枝梢與葉。

⚠ 使用注意

不可多服久服，可能致反胃。

🛒 藥材選購

側柏葉可入藥，葉子一般為細小的鱗片狀，氣味清香。選購時以葉片青綠色，質地嫩且沒有碎末的乾品為優。

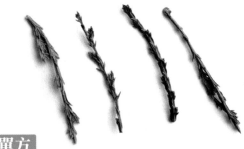

單方

主治 燙傷、燒傷。

用法 將側柏葉搗碎，塗抹於患處，兩三天後即可癒合。

來源 《本草綱目》

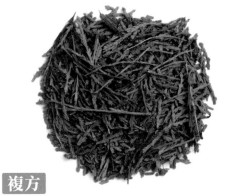

複方

主治 月經不斷。

用料 側柏葉（炙）、芍藥等份。

用法 以上藥材各取三錢，加水、酒各一半煎服。如是未婚，側柏葉、木（炒至微焦）等份，研為末，每次以米湯送服二錢。

來源 《本草綱目》

苧麻根

性味	味甘，性寒，無毒
歸經	歸肝、心、小腸經

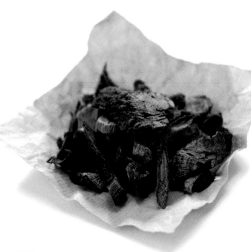

別名

苧根、野苧根、苧麻茹

藥材來源

為蕁麻科植物苧麻的根和根莖。

使用注意

脾虛泄瀉者忌服，無實熱者忌服。

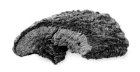
藥材選購

苧麻根一般呈不規則的略彎曲的圓柱形，莖為綠色，有分枝，葉片為闊卵形或近圓形。

常用方

主治 足痛，或左或右，或釘痛不移。

用料 苧麻根 120 克。

用法 用水酒糟 250 毫升，與上藥共搗如泥。敷痛處，包緊。勿令吹風，以一日為度。

來源 《萬氏家傳點點經》

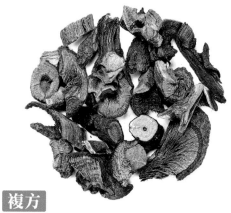

複方

主治 小便不通。

用料 苧麻根、蛤粉各半兩。

用法 將苧麻根、蛤粉共研為末。每服二錢，空心服，新汲水送下。

來源 《本草綱目》

白茅根

性味	味甘；性寒
歸經	歸肺、胃、心、膀胱經

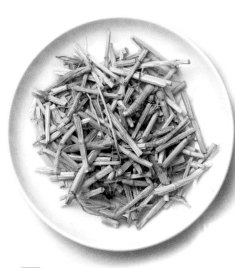

別名

茅根、蘭根、茹根、地菅、地筋、兼杜、白茅菅、白花茅根

藥材來源

為禾本科植物白茅的根莖。

使用注意

脾胃虛寒，尿多不渴者忌服。

藥材選購

白茅根是白茅的根莖，可入藥，一般為長圓柱形，有的有分枝，長短不一。選購時以根莖條粗、顏色白、味道甜的乾品為優。

單方

主治 吐血不止。

用法 白茅根一小把，用水煎服。

來源 《千金翼方》

複方

主治 春夏傷寒，胃冷。

用料 白茅根一升，橘皮、桂心等份。

用法 以上藥材加六升水煎煮，取三升，分三次服用。

來源 《備急千金要方》

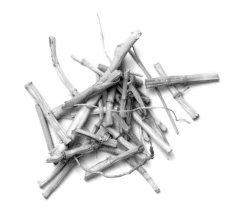

白及

性味	味甘、澀，性微寒，無毒
歸經	歸肺、胃、肝經

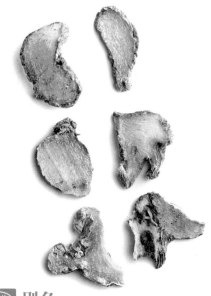

別名

白根、白芨、冰球子、白烏兒頭、地螺絲、羊角七、千年棕、君球子、一兜棕、白雞兒

藥材來源

為蘭科植物，白及的塊莖。

使用注意

肺胃有實熱、肺癰初起、外感咳血者不宜服用。癰疽已潰，不宜同苦寒藥一起服用。此藥不可與烏頭同用。

藥材選購

白及以其塊莖入藥，一般為扁平掌狀，選購時以塊莖肥大而堅實、顏色白且明亮、沒有鬚根的乾品為優。

單方

主治 冬季手足龜裂。

用法 將白及研成粉末，加水調勻，填入裂口，患處不能碰水。

來源 《本草綱目》

複方

主治 心氣疼痛。

用料 白及、石榴皮各二錢。

用法 將白及、石榴皮研細，加煉蜜和成丸，如黃豆大。每服三丸，艾醋湯送下。

來源 《生生編》

雞冠花

性味	味甘、澀，性涼，無毒
歸經	歸肝、大腸經

🛒 藥材選購

雞冠花以其花序入藥，選購時以花朵大而扁、顏色為白色、色澤鮮豔的乾品為優，紅顏色的雞冠花要次於白色雞冠花。

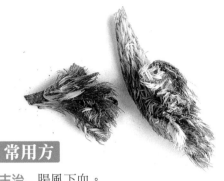

常用方

主治　腸風下血。

用料　核桃殼、蟬蛻、赤雞冠花等份。

用法　上燒灰為末，每服一錢。空心溫酒調下。

來源　《普濟方》

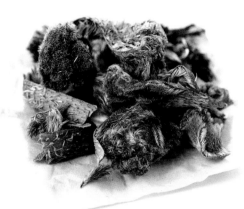

🍃 別名

雞髻花、雞公花、雞角槍、雞冠莧

📍 藥材來源

為莧科植物，雞冠花的花序。

❗ 使用注意

濕滯未盡者，不宜早用。

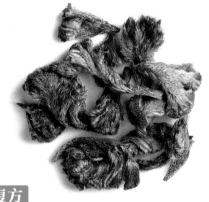

複方

主治　痔久轉瘻。

用料　雞冠花、鳳眼草各一兩。

用法　以上藥材加水兩碗煎湯，多次洗患處。

來源　《本草綱目》

藕節

性味	味甘、澀,性平,無毒
歸經	歸心、肺、胃、肝經

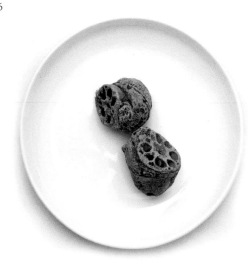

別名

光藕節、藕節疤

藥材來源

為睡蓮科植物蓮的根莖的節部。

使用注意

煮食藕節時忌用鐵器。

藥材選購

藕節為蓮的根莖的節部,可入藥。選購時以兩頭白色、節部黑褐色、沒有鬚根、沒有泥土等雜質的乾品為優。

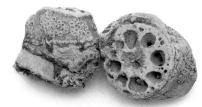

常用方

主治 泄精無常。

用料 藕節、菱角肉各 30 克,人參、白茯苓各 15 克,石蓮肉 30 克。

用法 以上藥材共研為末,用黃酒煮糊為丸,如梧桐子大。煆土朱為衣。每次 30 丸,溫酒送下。

來源 《普濟方》

複方

主治 突然吐血。

用料 藕節、荷節、荷蒂各七個。

用法 用藕節、荷節、荷蒂各七個,以蜜少許搗爛,加水兩杯煎至八成,去渣溫服。

來源 《本草綱目》

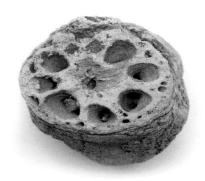

仙鶴草

性味	味苦、澀，性平，無毒
歸經	歸肺、肝、脾經

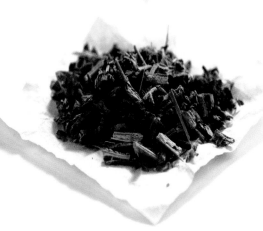

別名

蛇疙瘩、毛腳雞、地仙草、蛇倒退、
雞爪沙、路邊黃、瀉痢草、子不離母、
父子草、毛雞草

藥材來源

為薔薇科植物，龍芽草的全草。

使用注意

非出血不止不要用。

藥材選購

仙鶴草以其全草入藥，選購時以草梗紫紅
色、枝條較嫩、葉片完整的乾品為優。

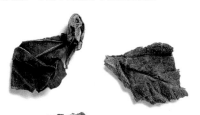

常用方

主治 條蟲病。

用料 仙鶴草。

用法 將仙鶴草地下部分的冬芽用水洗淨，
趁濕搓去棕褐色的外皮，曬乾，粉碎，篩取
細粉即成。成人早晨空腹溫水沖服冬芽全粉
50 克，小兒 25 ～ 35 克。冬芽全粉有導瀉
作用，故不需服瀉藥，一般五六小時內即可
驅出條蟲。

來源 《中草藥通訊》

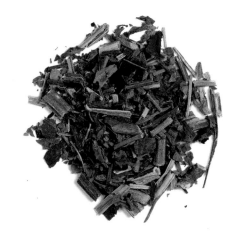

赤石脂

| 性味 | 味甘、澀、酸,性溫,無毒 |
| 歸經 | 歸脾、胃、心、大腸經 |

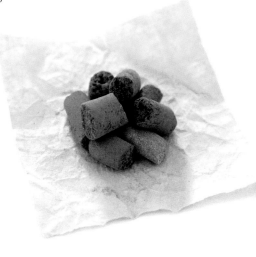

🌿 別名

赤符、紅高嶺、赤石土、吃油脂、紅土

📍 藥材來源

為矽酸鹽類礦物,多水高嶺土的一種紅色塊狀體。

❗ 使用注意

有濕熱積滯者忌服,孕婦慎服。

🛒 藥材選購

赤石脂是一種紅色的不規則塊狀集合體,可入藥。選購時以表面光滑細膩、顏色紅、質地軟而易斷且吸水力強的乾品為優。

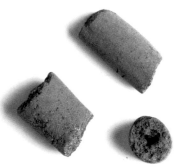

單方

主治　赤白痢。

用法　將赤石脂搗成末,以清水送服一錢。

來源　《本草綱目》

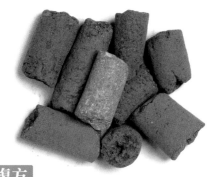

複方

主治　打傷腫痛。

用料　赤石脂、滑石、大黃等份。

用法　將以上藥材一起研為粉末,以熱茶洗患處後將藥末敷上。

花蕊石

性味	味酸、澀，性平，無毒
歸經	歸肝經

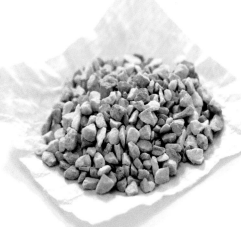

📋 別名

花乳石

📍 藥材來源

為變質岩類岩石蛇紋大理岩。

❗ 使用注意

孕婦忌用，無瘀滯者忌用。

🛒 藥材選購

花蕊石為蛇紋大理岩，一般為灰白色，並有淡黃色或黃綠色彩暈相間。選購時以質地堅實、夾有黃綠色斑紋的為優。

常用方

主治 咳血，吐血，衄血，二便下血；並治婦女閉經成癥瘕者。

用料 花蕊石（鍛存性）9 克，三七 6 克，血餘炭（鍛存性）3 克。

用法 以上藥材研為細末，分兩次以開水送服。

來源 《醫學衷中參西錄》

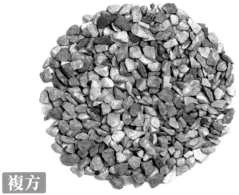

複方

主治 多年目翳。

用料 花蕊石（水飛，焙過）、防風、川芎、甘菊花、白附子、牛蒡子各一兩，炙甘草半兩。

用法 將以上材料共研為末，每服半錢，茶湯送下。

來源 《本草綱目》

降真香

性味	味辛,性溫,無毒
歸經	歸肝、脾經

別名

紫藤香、降真、降香、降香檀

藥材來源

為豆科植物,降香檀的根部心材。

使用注意

陰虛火盛、脈實便秘者忌服。

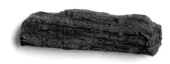

藥材選購

降真香為降香檀的根部心材,可入藥。選購時以條塊結實、表面紅褐色且沒有黃白色外皮、燒後散發濃郁香氣的乾品為優。

常用方

主治 下疳,牙疳,諸色疳瘡。

用料 降真香 15 克(用香油滾七次),兒茶 15 克,牙末 6 克,枯礬 0.6 克,珍珠 0.6 克,龍腦 0.6 克。

用法 以上藥材研為細末,瓷罐收貯,黃蠟封口,用清米乾洗淨拭乾,用藥末抹患處

來源 《仁術便覽》

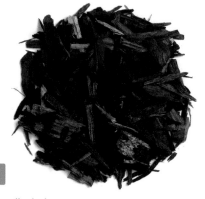

複方

主治 刀傷出血。

用料 降真香、五倍子、銅花等分。

用法 降真香、五倍子、銅花等分為末,敷傷處。

來源 《本草綱目》

蒲黃

性味　味甘、辛，性平，無毒
歸經　歸肝、心、脾經

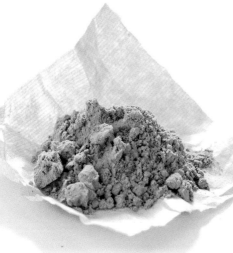

別名

蒲厘花粉、蒲花、蒲棒花粉、蒲草黃

藥材來源

為香蒲科植物長苞香蒲、狹葉香蒲、寬葉香蒲或其同屬多種植物的花粉。

使用注意

妊娠期忌用。不可過量食用，勞傷發熱，陰虛內熱，無瘀血者不要服用。

藥材選購

蒲黃為各種香蒲的花粉，一般為黃色，可入藥。選購時以顏色鮮黃、油潤感強、純淨無雜質的乾品為優。

常用方

主治　心腎有熱，小便不通。

用料　赤茯苓、木通、車前子、桑白皮（炒）、荊芥、燈心草、赤芍、甘草（微炒）、蒲黃（生）、滑石各等份。

用法　以上藥材研末，每次 6 克，以蔥白、紫蘇煎湯調服。

來源　《袖珍方》

複方

主治　吐血、酒客溫疫中熱毒、乾嘔心煩。

用料　蒲黃、瓜蔞根、犀牛角（以水牛角代）、甘草各二兩，桑寄生、葛根各三兩。

用法　將所有材料搗碎，以水七升，煮取三升，分三服。

來源　《備急千金要方》

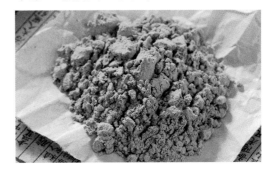

茜草

性味	味苦，性寒
歸經	歸肝、心、腎、脾、胃、心包經

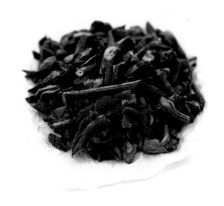

別名

茜根、活血丹、紅龍鬚根、沙茜秧根、滿江紅、小活血龍、紅茜根、入骨丹、紅內消

藥材來源

為茜草科植物茜草的根。

使用注意

脾胃虛弱者以及無瘀滯者，要謹慎服用。

藥材選購

茜草以其根部入藥，選購時以根條粗長、根表面紅棕色、內裡紅棕色、分枝少、細鬚根少、沒有莖苗的乾品為優。

常用方

主治 喉風初起，風熱壅肺，咽喉紅腫疼痛，發熱頭痛，大便秘結，小便赤澀。

用料 小生地黃 6 克，京赤芍 2.4 克，蘇薄荷 1.8 克，牡丹皮 2.4 克，桔梗 2.4 克，生甘草 1.8 克，淨茜草 3 克。

用法 以上藥材再加燈心草 20 根、紅內消（即茜草莖，五月五日採取，陰乾）3 克，與紫正散合用，開水泡藥蒸服。

來源 《重樓玉鑰》

複方

主治 蠱毒（吐血、下血如豬肝）。

用料 茜草、蘘荷葉各三分。

用法 用茜草根、蘘荷葉各三分，加水四升，煮成二升服。

來源 《本草綱目》

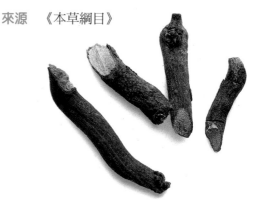

灶心土

性味	味辛，性溫，無毒
歸經	歸脾、胃、肝經

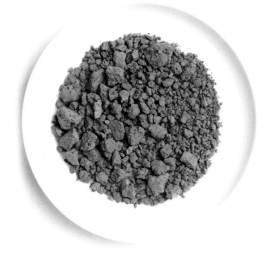

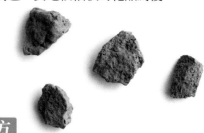 別名

灶中黃土、釜下土、釜月下土、伏龍肝

藥材來源

為久經柴草熏燒的灶底中心的土塊。

使用注意

陰虛吐血者不宜服用，熱證嘔吐反胃者也不宜服用。

藥材選購

灶心土為久經熏燒的灶底中心的土塊，一般為不規則的塊狀，可入藥。選購時以塊大、顏色紅褐色、質地較細軟的乾品為優。

常用方

主治 赤痢腹痛，四肢羸困。

用料 灶心土、艾葉（炒）、木香、地榆、阿膠（炙令燥）、當歸（切，炒）、黃連（去鬚，炒）、赤芍、黃芩（去黑心）各30克。

用法 以上藥材搗羅為末，煉蜜為丸，如梧桐子大。每次30丸。溫粥飲下，不拘時。

來源 《聖濟總錄》

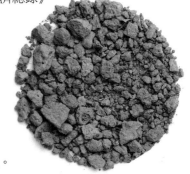

複方

主治 吐血。

用料 灶心土雞子大兩枚，桂心、乾薑、當歸、芍藥、白芷、甘草、阿膠、川芎各一兩，細辛半兩，生地黃二兩，吳茱萸二升。

用法 將以上十二味搗碎，以酒七升、水三升合煮，煮取三升半，去渣，納阿膠，煮取三升，分三服。

來源 《備急千金要方》

艾葉

性味	味苦、辛，性溫，無毒
歸經	歸脾、肝、腎經

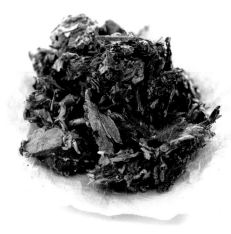

別名

艾、艾蒿、醫草、香艾、野蓮頭、阿及艾、北艾、熟艾、白艾、鮮艾葉

藥材來源

為菊科植物，艾的乾燥葉。

使用注意

陰虛火旺、血燥生熱、有失血病證者忌用。

藥材選購

艾葉為植物艾的乾燥葉，可入藥。選購時以葉片背面灰白色、絨毛多且香氣濃郁的乾品為優。

常用方

主治 婦人血海虛冷，月水不行，臍腹疼痛，筋脈拘攣，及積年癥瘕積聚。

用料 艾葉、枳殼（去瓤，取淨）、肉桂（去粗皮）、附子（炮，去皮、臍）、當歸（洗，焙）、赤芍、沒藥（研）、木香各30克（炮），沉香15克。

用法 以上藥材研為細末，將艾葉並枳殼用米醋於砂鍋內煮，令枳殼爛，同艾葉細研為膏，和藥末為丸，如梧桐子大。每服50丸，溫酒或米飲送下，空腹時服。

來源 《楊氏家藏方》卷十五

複方

主治 久痢。

用料 艾葉、陳皮等份。

用法 將艾葉、陳皮煎服。也可將這兩味藥共研為末，加酒煮爛飯成丸。每服二三十丸，鹽湯送下。

來源 《本草綱目》

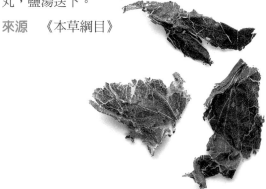

炮薑

性味	味苦、澀；性溫
歸經	歸脾、胃、肝經

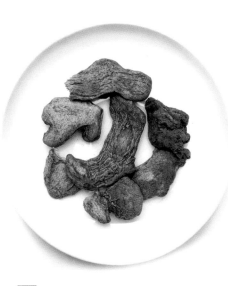

別名

黑薑

藥材來源

為乾薑的炮製加工品。

使用注意

妊娠期、陰虛內熱證、血熱妄行者皆忌用。

藥材選購

炮薑為乾薑的炮製加工品，一般為扁平、不規則的塊狀。選購時以質地堅實、外皮灰黃色、內層灰白色、斷麵粉性足、少筋脈的乾品為優。

常用方

主治 唾中帶血。

用料 知母、貝母、桔梗、黃柏、熟地黃、玄參、遠志、天冬、麥冬各等份，炮薑減半。

用法 水煎服。

來源 《證治匯補》

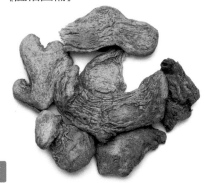

複方

主治 風熱目疾（眼紅或爛，畏光，眼屎多，常流淚，或癢或痛）。

用料 曾青四兩，蔓荊子二兩，炮薑、防風各一兩。

用法 上四味共研細，經常以少許吸入鼻中，有效。

來源 《本草綱目》

第十一章 活血藥

活血藥，以利通血脈、促進血行、消散瘀血為主要作用的一類中藥。又稱活血祛瘀藥、活血化瘀藥。活血藥物多辛散溫通、善走血分，有疏通血脈、促進血行、活血化瘀、破血消症、調經止痛、散瘀消腫及化，瘀止血、祛瘀生新等作用。部分活血化瘀藥還有清心安神，利尿消腫，涼血祛風，通便下乳，利膽退黃等作用。

穿山甲

性味	味鹹，性寒涼，有毒
歸經	歸肝、胃經

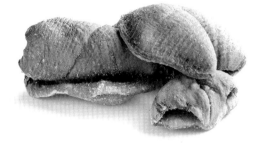

別名

鯪鯉甲、鯪鯉角、鱉鯉甲、山甲、甲片、麒麟片、鱗片、隨城片

藥材來源

為鯪鯉科動物穿山甲的鱗甲。

使用注意

氣血不足者，癰疽已潰者要謹慎服用；孕婦忌用。

藥材選購

穿山甲為穿山甲的鱗甲，一般為扇面形、菱形或盾形。選購時以甲片均勻、顏色青黑、不帶皮肉、沒有腥氣的乾品為優。

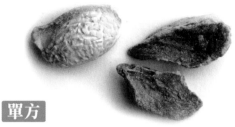

單方

主治 火眼赤痛。

用法 將一片穿山甲研為末，鋪在白紙上捲成撚子，燒煙熏眼即可。

來源 《本草綱目》

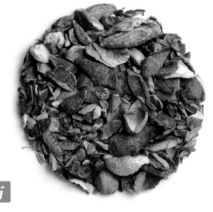

複方

主治 熱瘧。

用料 穿山甲一兩，乾棗十個。

用法 將穿山甲、乾棗同燒存性，研為末，每服三錢，於發病之昌，黎明時，水送服。

來源 《本草綱目》

・ 本藥材「穿山甲」在台灣屬於保育類動物，然為保持原著內容及篇幅之完整，特予以保留以供參考。

五靈脂

性味	味苦、甘,性溫
歸經	歸肝、心、脾經

別名

靈脂米、葛旦、寒號蟲糞

藥材來源

為鼯鼠科動物複齒鼯鼠的乾燥糞便。

使用注意

不宜與人參同用。孕婦要慎用。血虛腹痛的人,血虛經閉的人,產婦失血過多發暈,心虛有火作痛的人,病屬血虛無瘀滯的人均不宜服用。

藥材選購

五靈脂為複齒鼯鼠的乾燥糞便,有塊狀的,也有顆粒狀的,可入藥。選購時以塊狀、油潤而有光澤、沒有雜質的乾品為優。

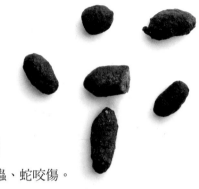

單方

主治　蟲、蛇咬傷。

用法　將五靈脂研末塗抹患處。

來源　《本草綱目》

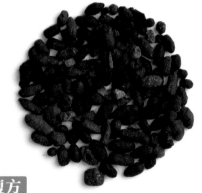

複方

主治　反胃吐食。

用料　五靈脂末、黃狗膽汁。

用法　用五靈脂末、黃狗膽汁調成丸,如龍眼大。每服一丸,好酒半碗化服。不過三服,即可見效。

來源　《本草綱目》

藏紅花

性味	味甘,性平,無毒
歸經	歸心、肝經

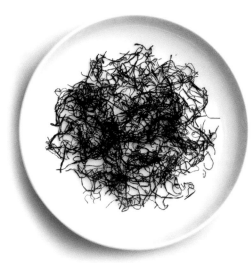

別名

金鳳花子、鳳仙子、西紅花

藥材來源

為鳶尾科植物番紅花,花柱的上部及柱頭。

使用注意

孕婦禁用。

藥材選購

藏紅花以其花柱的上部及柱頭入藥。選購時以顏色紅、滋潤、有光澤、黃絲少的為優。

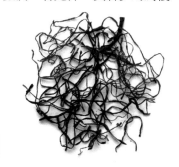

常用方

主治 風痧。邪熱熾盛,高熱口渴,心煩不寧,疹色鮮紅或紫暗,疹點較密,小便黃少,舌質紅,苔黃糙。

用料 桑葉、甘菊、薄荷、連翹、牛蒡子、赤芍、蟬蛻、紫花地丁、黃連、藏紅花。

用法 水煎服。

來源 《中醫兒科學》

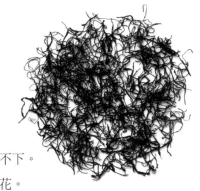

複方

主治 噎食不下。

用料 藏紅花。

用法 將藏紅花酒浸三夜,曬乾,研為末,加酒調成丸,如綠豆大。每服八粒,溫酒送下。

來源 《本草綱目》

川芎

性味	味辛,性溫
歸經	歸肝、心經

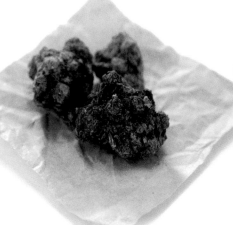

別名

京芎,貫芎,香果

藥材來源

為繖形科植物,川芎的根莖。

使用注意

孕婦要謹慎使用;陰虛火旺、氣弱以及上盛下虛者忌服。若是過量使用,會出現嘔吐、眩暈等症狀。

藥材選購

川芎以根莖入藥,根莖一般為不整齊的結節狀拳形團塊,選購時以表面深黃棕色、質地堅實、斷面類黃色、含濃烈特異清香氣的乾品為優。

單方

主治　氣虛頭痛。

用法　將川芎研細,每次取2錢,以茶湯調服。

來源　《本草綱目》

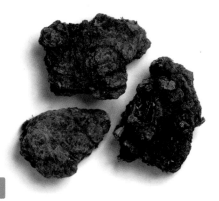

複方

主治　風熱頭痛。

用料　川芎一錢,茶葉二錢。

用法　將川芎、茶葉加水一盅煎至五成,飯前熱服。

來源　《本草綱目》

薑黃

性味	味苦，性微寒
歸經	歸肝、肺、心、大腸經

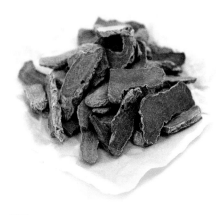

別名

寶鼎香

藥材來源

為薑科植物薑黃的乾燥根莖。

使用注意

妊娠期不宜服用；血虛無氣滯血瘀者也不宜服用。

藥材選購

薑黃以其根莖入藥，根莖呈圓柱形、卵圓形或紡錘形。選購時以根莖為圓柱形、根皮有皺紋、斷面棕黃色、質地堅實的乾品為優。

單方

主治 瘡癬初發。

用法 將薑黃研成末擦患處。

來源 《本草綱目》

複方

主治 瘡久不瘥方。

用料 蕪荑、藜蘆各一兩，薑黃、青礬、雄黃各一分，苦參、沙參各三分，附子一枚。

用法 將以上八味下篩，先以鹽汁洗瘡，去痂，乾拭敷之，小兒一炊久剝去之，大人半日才剝，再敷，不過三四度癒。

來源 《備急千金要方》

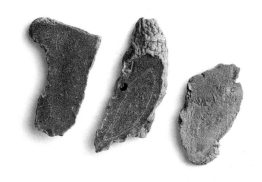

急性子

性味	味苦、辛，性溫，有毒
歸經	歸腎、肝、肺經

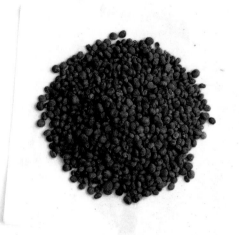

別名

金鳳花子、鳳仙子

藥材來源

為鳳仙花科植物鳳仙的種子。

使用注意

內無瘀積及孕婦忌服。

藥材選購

急性子為鳳仙的種子，可入藥。種子為扁圓形或扁圓卵形，選購時以顆粒飽滿的乾燥種子為優。

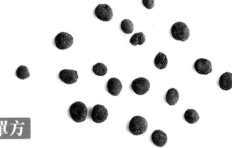

單方

主治 月經困難。

用法 用急性子三兩，研細後加蜜調和成丸，每天三次，每次服用一錢，每次以三錢當歸煎湯送服。

來源 《現代實用中藥》

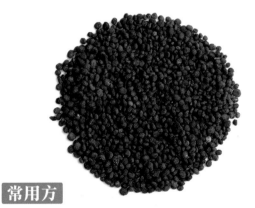

常用方

主治 噎食不下。

用法 急性子用酒浸泡三個晚上，曬乾，研為粉末，加酒調和成綠豆大的丸。每次以溫酒送服八丸，切記不可多服。

來源 《摘元方》

沒藥

性味	味苦、辛，性平
歸經	歸肝、脾、心、腎經

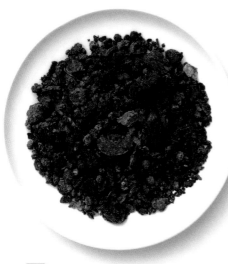

別名

末藥

藥材來源

為橄欖科灌木或喬木沒藥樹，或其他同屬植物皮部滲出的油膠樹脂。

使用注意

若與乳香配伍，用藥都要相應減少。沒藥味苦，胃弱者多服易導致嘔吐，所以用量不要太多，慎用。孕婦以及無瘀滯者不宜服用。

藥材選購

沒藥以沒藥樹或其他同屬植物，皮部滲出油膠樹脂入藥，一般為不規則的顆粒狀或黏結成團塊。選購時以團塊大、顏色為棕紅色、香氣濃郁、雜質少的乾品為優。

常用方

主治 經寒血瘀，腹中堅痛，月經不調，脈緊澀滯。

用料 蓬莪朮（炮）30克，當歸（焙）、延胡索、五靈脂、肉桂、高良薑（炒）、蒲黃（炒）各23克，甘草、沒藥各15克。

用法 上藥研為細末，以溫酒調服下9克。

來源 《女科百問》

複方

主治 關節疼痛。

用料 沒藥末半兩，虎脛骨（以狗骨代）（酥炙，研末）三兩。

用法 將以上兩味和勻，每服二錢，以溫酒調下。

來源 《本草綱目》

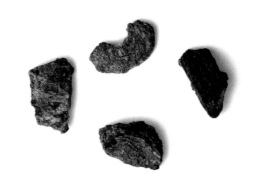

水紅花子

性味	味鹹,性寒,無毒
歸經	歸肝、胃、脾經

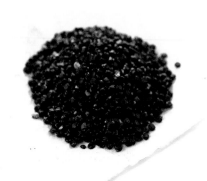

別名

水菰子、菰草實、河蓼子、川蓼子、水紅子、炒水紅花子

藥材來源

為蓼科植物,紅蓼的乾燥成熟果實。

使用注意

脾胃虛弱者、血分無瘀滯者禁用。

藥材選購

水紅花子為紅蓼的乾燥成熟果實,可入藥。由於品種比較多,選購時根據品種的不同進行選購。如水菰子,選購時以果實飽滿充實、顏色紅黑的乾品為優。

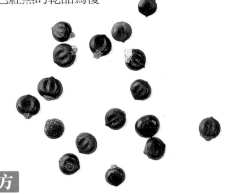

常用方

主治 腸覃,諸積,痞塊。

用料 阿魏 15 克(酒煮),麝香 3 克,雄黃 9 克,野水紅花子 120 克,神麴(炒)、人參、白朮(生)各 30 克,肉桂 15 克。

用法 藥材搗散,每次 9 克,用 3 個去皮的荸薺搗爛和藥,早晚各一服,用砂仁湯過口。

來源 《後張氏醫通》

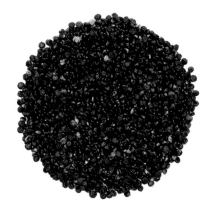

延胡索

性味	味辛、苦，性溫，無毒
歸經	歸肝、心、脾經

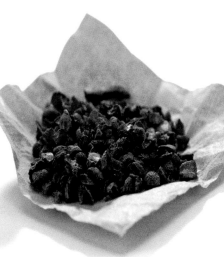

🛒 藥材選購

延胡索以其塊莖入藥，乾燥塊莖一般為不規則的扁球形。選購時以塊莖大而飽滿、質地堅實、莖表面為黃色、內部亮黃色的乾品為優。

單方

主治　下痢腹痛。

用法　將三錢延胡索研末，以米湯送服。

來源　《本草綱目》

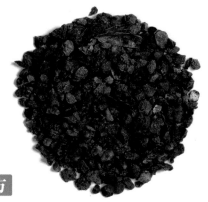

🍃 別名

延胡、玄胡索、元胡

📍 藥材來源

為罌粟科植物，延胡索的塊莖。

❗ 使用注意

血熱氣虛者及孕婦忌服。

複方

主治　咳嗽。

用料　延胡索一兩，朴硝七錢半。

用法　將藥材研末，每次服用二錢，以軟糖和藥一起含咽。

來源　《本草綱目》

鬱金

性味	味辛、苦，性涼，無毒
歸經	歸心、膽、肝經

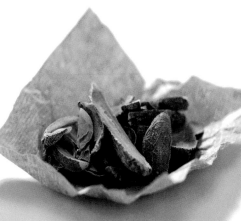

別名

玉金、薑黃、黃鬱、馬

藥材來源

為薑科植物薑黃、溫鬱金或廣西莪朮或蓬莪朮的塊根。

使用注意

孕婦不宜服用，陰虛失血以及無氣滯血瘀的人不要服用。

藥材選購

鬱金以其塊根入藥，品種較多，如黃鬱金、黑鬱金、白絲鬱金。選購時根據品種的不同進行選購。如黃鬱金，選購時以塊根大而肥滿、外皮皺紋細、斷面橙黃色的乾品為優。

單方

主治　鼻血、吐血。

用法　將鬱金研成細末，每次以水送服 2 錢，還不痊癒再服一次。

來源　《本草綱目》

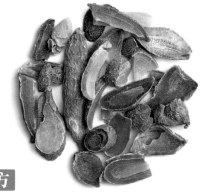

複方

主治　心氣痛。

用料　鬱金、附子、乾薑等份。

用法　將以上幾味研末，加醋糊做成丸，如梧子大。朱砂為衣。每服三十丸。男用酒、女用醋送下。

來源　《本草綱目》

兒茶

性味	味苦、澀,性涼
歸經	歸心、肺經

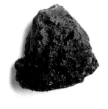
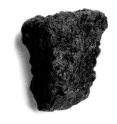

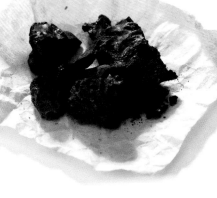

🏷 藥材選購

兒茶為其枝、乾煎汁濃縮而成的乾燥浸膏,一般為方形塊狀或不規則形。選購時以表面黑色且略帶紅色、有光澤、在火上燒能發泡的乾品為優。

別名

烏爹泥、烏壘泥、烏丁泥

📍 藥材來源

為豆科合歡屬植物兒茶樹的去皮枝、乾的乾燥浸膏。

❗ 使用注意

有寒濕之證者禁服。

單方

主治	鼻淵。
用法	將兒茶研成末,吹入鼻孔。
來源	《本草綱目》

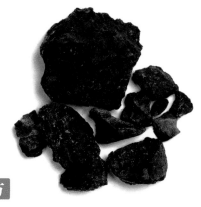

複方

主治	牙疳口瘡。
用料	兒茶、硼砂等份。
用法	將以上藥材研末抹患處。
來源	《本草綱目》

骨碎補

性味	味苦，性溫
歸經	歸肝、腎經

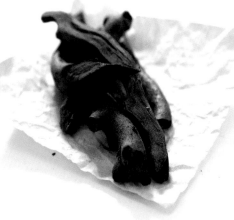

別名

猴薑、石毛薑、過山龍、肉碎補、石碎補、飛來風、飛蛾草、大葉骨碎補、華南骨碎補

藥材來源

為蕨類植物藥水龍、骨科植物槲蕨或中華槲蕨的乾燥根莖。

使用注意

不適合與風燥藥配伍；陰虛者、無瘀滯者不宜服用。

藥材選購

骨碎補為槲蕨等的乾燥根莖，可入藥。選購時應根據品種的不同進行選擇。如槲蕨，其根莖一般為扭曲的扁平長條狀，選購時以根莖粗壯、扁平的乾品為優。

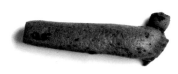

單方

主治　虛氣攻牙，齒痛出血。

用法　將二兩骨碎補銼細，慢火炒黑，研為末，用以擦齒，良久吐出，咽下亦可。

來源　《本草綱目》

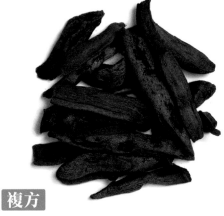

複方

主治　長久瀉痢。

用料　骨碎補，豬腎。

用法　將骨碎補研為末，放入豬腎中煨熟吃下，即止。

來源　《本草綱目》

蘇木

性味	味甘、鹹，性平
歸經	歸心、肝、胃、脾經

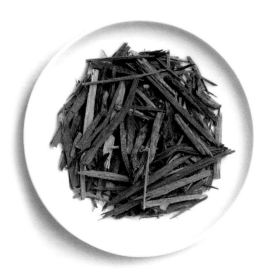

📎 別名

蘇枋、蘇方、蘇方木、木、棕木、赤木、紅柴

📍 藥材來源

為豆科植物，蘇木的乾燥心材。

❗ 使用注意

孕婦不宜服用。血虛無瘀者不宜服用。大便不實者忌服。熬製忌用鐵器。

🛒 藥材選購

蘇木以其乾燥的心材入藥，其心材一般為圓柱形的長條狀。選購時以粗大、堅實、顏色紅黃的乾品為優。

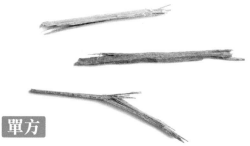

單方

主治 破傷風。

用法 將三錢蘇木研成末，以酒送服。

來源 《本草綱目》

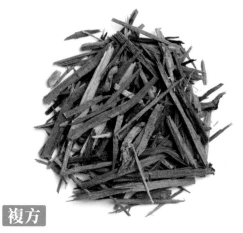

複方

主治 腳氣腫痛。

用料 蘇木、鷺鷥藤等份。

用法 將蘇木、鷺鷥藤銼細，加澱粉少許，水煎，先熏後洗。

來源 《本草綱目》

土鱉蟲

性味	味鹹，性寒；有小毒
歸經	歸肝經

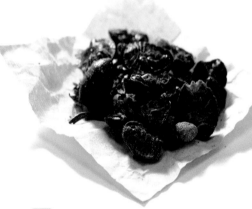

別名

地鱉蟲、地烏龜、簸箕蟲、土鱉、土
王八、地團魚

藥材來源

為鱉蠊科昆蟲地鱉或冀地鱉的雌蟲乾
燥體。

使用注意

孕婦不要服用。

藥材選購

土鱉蟲為地鱉或冀地鱉的雌蟲乾燥體，可入
藥。選購時以蟲體完整、表面油潤、有光澤、
無泥沙等雜質的乾品為優。

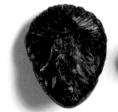
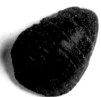

常用方

主治 跌打損傷。

用料 土鱉蟲（焙乾）、乳香（去油）、沒
藥（去油）、血竭各3克，生半夏（大者）、
當歸（酒浸）、巴豆霜、砂仁、雄黃、香甜
瓜子各1.5克。

用法 所有藥材研為細末，收貯聽用。每服
0.24克，好酒調下，小兒0.09克。

來源 《瘍醫大全》

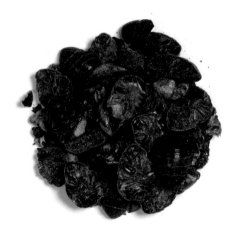

茺蔚子

性味	味甘，性涼
歸經	歸心包、肝、肺、脾經

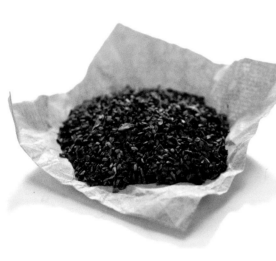

別名

益母草子、苦草子、小胡麻野黃麻、六角天麻、茺玉子

藥材來源

為唇形科植物，益母草的果實。

使用注意

熬製的時候，忌用鐵器。孕婦，肝血不足者，瞳子散大者忌服。

藥材選購

茺蔚子為益母草的果實，可入藥。果實一般為三棱形，表面灰棕色。選購時以粒大而飽滿、沒有雜質的乾品為優。

常用方

主治 肝虛風邪所致目偏視。

用料 白蒺藜（炒，去刺）、車前子、牛蒡子、茺蔚子各 30 克。

用法 以上藥材研為細末，煉蜜為丸，如梧桐子大。每服 40 ～ 50 丸，空腹時用白滾湯送下。

來源 《眼科金鏡》

複方

主治 眼暗。

用料 青葙子、桂心、葶藶子、杏仁、細辛、茺蔚子、枸杞子、五味子各一兩，茯苓、黃芩、防風、地膚子、澤瀉、決明子、麥冬、葳蕤仁各一兩六銖，車前子、菟絲子各二兩，乾地黃二兩，兔肝一具。

用法 將以上二十味末之，蜜丸，飲下二十丸，如梧子，日再，加至三十丸。

來源 《備急千金要方》

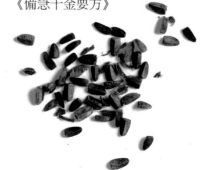

月季花

| 性味 | 味甘，性溫 |
| 歸經 | 歸肝、腎經 |

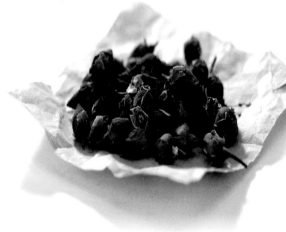

別名

四季花、鬥雪紅、月貴花、月記、月月開、月光花、四季春月月紅

藥材來源

為薔薇科植物，月季花半開放的花。

使用注意

不宜久服，孕婦及脾胃虛弱者慎服。

藥材選購

月季花花朵一般為圓球形，顏色為紫色或粉紅色。選購時以半開放、不散瓣、顏色為紫紅色、氣味清香的乾品為優。

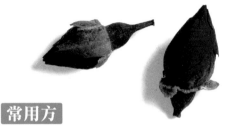

常用方

主治　氣滯血瘀、閉經、痛經諸症。

用料　月季花 3 ～ 5 朵，黃酒 10 克，冰糖適量。

用法　將月季花洗淨，加水 150 克，文火煎至 100 克，去渣，加冰糖及黃酒適量。

來源　《泉州本草》

複方

主治　大風癩疾。

用料　凌霄五錢，地龍（焙）、僵蠶（炒）、全蠍（炒）各七個。

用法　將以上所有材料共研為末，每服二錢，溫酒送下。以出臭汗為效。

來源　《本草綱目》

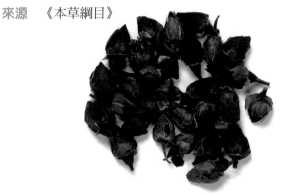

淩霄花

性味	味辛,性寒
歸經	歸肝經

藥材選購

淩霄花為紫葳的花,可入藥。選購時以花朵大而完整、花瓣顏色棕黃、沒有花梗的乾品為優。

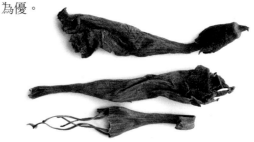

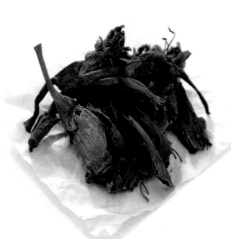

別名

紫葳、茇華

藥材來源

為紫葳科植物紫葳的花。

使用注意

孕婦、氣血虛弱者禁服。

常用方

主治 風濕兼熱,致生諸癬,久不癒者。

用料 淩霄花、黃連、白礬各 7.5 克,雄黃、天南星、羊蹄根各 15 克。

用法 以上藥材研為細末,用生薑汁調藥,抓破患處,以藥塗之。如癬不癢,只用清油調藥,立效。

來源 《證治準繩・瘍醫》

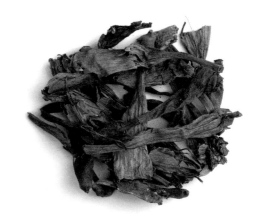

益母草

性味	味辛、苦，性涼
歸經	歸心、肝、膀胱經

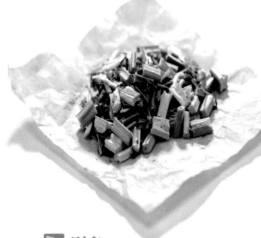

別名

益母、土質汗、野天麻、紅花艾、坤草、枯草、苦草、田芝麻棵、小暑草

藥材來源

為唇形科植物益母草的全草。

使用注意

熬藥時忌用鐵器。孕婦、陰虛血少者禁服。

藥材選購

益母草以全草入藥，乾燥全草為黃綠色。選購時以莖直、質地嫩、顏色綠、沒有雜質的乾品為優。

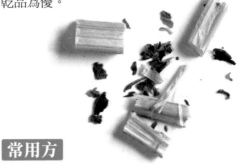

常用方

主治 婦人血崩屬於血虛有火者。

用料 當歸、川芎、白芍（酒炒）、熟地黃（薑汁炒）、條芩、陳皮、香附（醋炒）、阿膠（蛤粉炒）各3克，益母草、白朮（去蘆）各4.5克，玄參、蒲黃（炒）、甘草各1.2克。

用法 上銼一劑。水煎，空腹時服。

來源 《萬病回春》

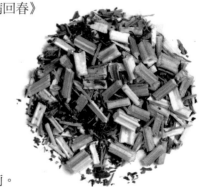

複方

主治 赤白痢。

用料 益母草（曬乾）、陳鹽梅（燒存性）等份。

用法 上兩味研為末。每服三錢，白痢以乾薑湯、赤痢以甘草湯下。此方名「二靈散」。

來源 《本草綱目》

紅花

性味	味辛，性微溫
歸經	歸心、肝經

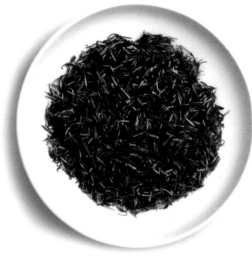

🍃 別名

紅藍花、刺紅花、草紅花、黃藍、紅藍、紅花草、紅花菜。

📍 藥材來源

為菊科植物紅花的花。

❗ 用藥禁忌

孕婦及月經過多者禁服。

🛒 藥材選購

紅花為管狀花，可入藥。選購時以花瓣長、顏色鮮紅、質地柔潤、無枝葉的乾品為優。

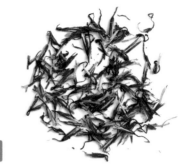

常用方

主治 眼胞腫硬，內生疙瘩。

用料 當歸、大黃、梔子、黃芩、紅花（以上俱酒洗，微炒）、赤芍、甘草、白芷、防風、生地黃、連翹等份。

用法 以上藥材研末，每次 9 克，水煎，空腹時服。

來源 《審視瑤函》

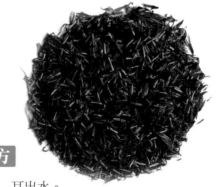

複方

主治 耳出水。

用料 紅花三錢半，枯礬五錢。

用法 上藥共研為末，先用棉花把耳擦淨，然後把藥末吹入耳內。無花則用枝葉為末亦可。有的處方只用紅花一味，不用枯礬。

來源 《本草綱目》

桃仁

性味	味苦、甘，性平，有小毒
歸經	歸心、肝、大腸、脾經

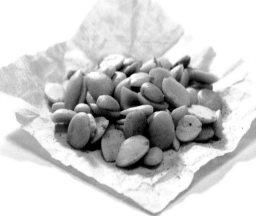

別名

桃核仁

藥材來源

為薔薇科植物桃或山桃的種子。

使用注意

孕婦禁服。血燥虛者慎用。此藥不宜用過量。

藥材選購

桃仁為桃或山桃的種子，一般為扁平長卵形，可入藥。選購時以顆粒飽滿而均匀、整齊而不破碎的乾品為優。

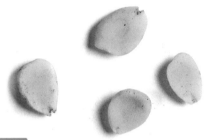

常用方

主治 婦人月經不通，屬瘀血者，小腹時時作痛，或少腹板急。

用料 紅花、當歸、桃仁、香附、延胡索、赤芍、川芎、乳香、丹參、青皮、生地黃。

用法 水煎服。

來源 《陳素庵婦科補解》

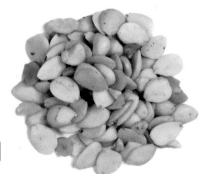

複方

主治 上氣喘急。

用料 杏仁、桃仁各半兩。

用法 將杏仁和桃仁去皮，炒研，加水調生面和成丸，如梧子大。每服十丸，薑蜜湯送下。以微瀉為度。

來源 《本草綱目》

丹參

性味	味辛、苦，性微寒
歸經	歸心、肝經

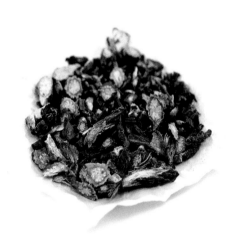

🍃 別名

木羊乳、山參、紫黨參、山紅蘿蔔、山蘇子根、大紅袍、蜜罐頭、血參根、朵朵花根、奔馬草

📍 藥材來源

唇形科植物丹參的根。

❗ 使用注意

不宜與藜蘆一起用。忌醋。無瘀血者慎用。

🛒 藥材選購

丹參以其根部入藥，選購時以根條粗壯、根內紫黑色、且有菊花狀白點的乾品為優。

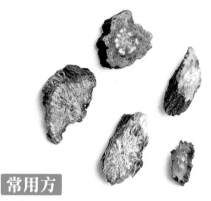

常用方

主治 心痛、胃脘諸痛。

用料 丹參 30 克，檀香、砂仁各 30 克。

用法 加水 220 毫升，煎至 160 毫升服。

來源 《時方歌括》

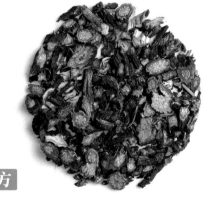

複方

主治 腰痛並冷痹。

用料 丹參、杜仲、牛膝、續斷各三兩，桂心、乾薑各二兩。

用法 上六味為末，蜜丸如梧子大，每服二十丸，日三夜一。

來源 《備急千金要方》

牛膝

性味	味甘、苦、酸,性平
歸經	歸肝、腎經

別名

百倍、牛莖、鐵牛膝、紅牛膝、粘草
子根、牛胳膝蓋、接骨丹、牛蓋膝頭

藥材來源

為莧科植物牛膝的根。

使用注意

凡是月經過多,夢遺失精,中氣下
陷,脾虛泄瀉,下元不固,以及孕婦
都不宜服用。

藥材選購

牛膝以其根部入藥,其根呈細長的圓柱形,
選購時以根條粗長、根皮細緻緊密、顏色淡
黃的乾品為優。

單方

主治 牙齒疼痛。

用法 將牛膝研末含漱,也可以用牛膝燒灰
敷到患處。

來源 《本草綱目》

複方

主治 手臂不收,髀腳疼弱,或有拘急攣
縮,即四肢風。

用料 秦艽、牛膝、附子、桂心、五加皮、
天冬各三兩,巴戟天、杜仲、石南、細辛各
二兩,獨活五兩,薏苡仁一兩。

用法 將以上諸味搗碎,以酒二鬥漬之,得
氣味,可服三合,漸加至五六合,日三夜一。

來源 《備急千金要方》

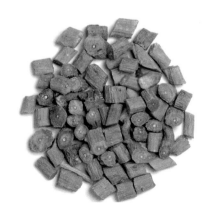

澤蘭

性味	味苦、辛，性微溫
歸經	歸肝、脾、小腸經

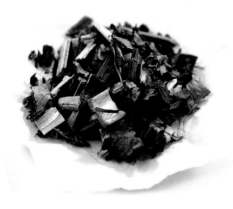

別名

小澤蘭、地瓜兒苗、紅梗草、風藥、
奶孩兒、蛇王草、蛇王菊、草澤蘭

藥材來源

為唇形科植物，地瓜兒苗的莖葉。

使用注意

血虛便秘者忌服。

藥材選購

澤蘭為地瓜兒苗的莖葉，可入藥。選購時以
莖短葉多、顏色綠、質地嫩、不破碎的乾品
為優。

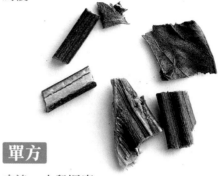

單方

主治 小兒褥瘡。

用法 大人先將澤蘭心嚼爛，用它把瘡周圍
封起來，很有效果。

來源 《本草綱目》

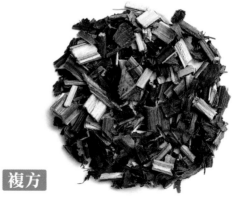

複方

主治 產後水腫，血虛浮腫。

用料 澤蘭、防己等份。

用法 將以上材料共研為末，每服二錢，醋
湯送下。

來源 《本草綱目》

王不留行

性味	味苦,性平
歸經	歸肝、心、胃經

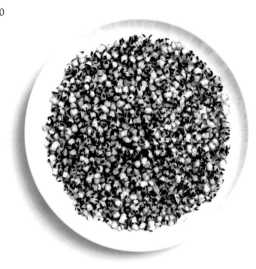

別名

奶米、大麥牛、不母留

藥材來源

為石竹科植物麥藍菜的成熟種子。

使用注意

失血病人,崩漏病人均不可服用。孕婦禁服。

藥材選購

王不留行為麥藍菜的成熟種子,形狀類似球形,可入藥。選購時以個大而飽滿、粒均勻、顏色烏黑而沒有雜質的乾品為優。

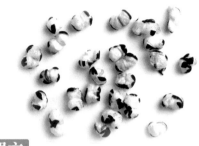

單方

主治 大便後下血。

用法 將王不留行研為末,每次以水送服一錢。

來源 《本草綱目》

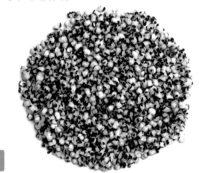

複方

主治 小兒身上下百瘡不瘥。

用料 苦參八兩,地榆、黃連、王不留行、獨活、艾葉各三兩,竹葉二升。

用法 將以上原料搗碎,以水三鬥,煮取一鬥以浴兒瘡上,浴訖敷黃連散。

來源 《備急千金要方》

乾漆

性味	味辛，性溫，有毒
歸經	歸肝、脾、胃、大腸、小腸經

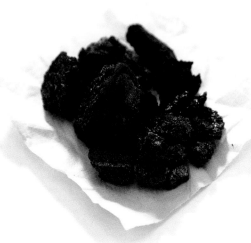

別名

漆渣、漆底、漆腳

藥材來源

為漆樹科植物，漆樹的樹脂經加工後的乾燥品。

使用注意

體虛無瘀者、孕婦要慎用。

藥材選購

乾漆為漆樹的樹脂經加工後的乾燥品，形狀為不規則的塊狀。選購時以塊完整、堅硬、顏色黑、漆臭味重的乾品為優。

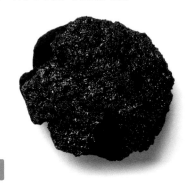

單方

主治　喉痹。

用法　用乾漆燒煙，以筒吸煙入喉。

來源　《本草綱目》

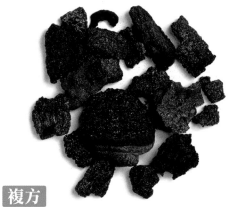

複方

主治　補益方。

用料　乾漆、柏子仁、山茱萸、酸棗仁各取一兩。

用法　將以上四味共研為末，做蜜丸，如梧子大，每服十四丸，加至二十丸，日兩次。

來源　《備急千金要方》

卷柏

性味	味辛,性平,無毒
歸經	歸脾、心、肝經

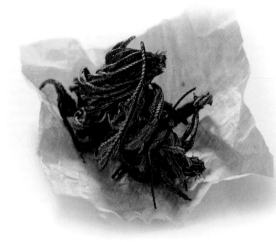

別名

長生草、還魂草、九死還魂草、見水還陽草、佛手草、萬年青、卷柏葉、卷柏炭

藥材來源

為卷柏科植物卷柏的全草。

使用注意

妊娠期忌服。

藥材選購

卷柏以全草入藥,其乾燥全草一般捲縮成團。選購時以枝葉為綠色、葉片多且完整的乾品為優。

單方

主治 皮中動淫淫如有蟲啄,疹癢搔之生瘡,甚者狂走。

用料 茵芋、烏頭、石南葉、防風、蜀椒、女萎、附子、細辛、獨活、卷柏、桂心、天雄、秦艽、防己各一兩,躑躅花二兩。

用法 將這十五味藥搗碎,年輕人服用不用怎麼熬,年老人略微熬之。清酒二鬥漬之,冬七日,春秋五日,初服一合,不知加至二合,寧從少起,日再,以微痹為度。

來源 《備急千金要方》

複方

主治 婦人氣血不足,子藏虛冷,以致懷孕之後,胎不堅固,多次墮胎。

用料 卷柏、鐘乳粉、鹿角膠(搗碎、炒令黃燥)、紫石英(細研,水飛過)、陽起石(細研,水飛過)、桑螵蛸(微炒)、熟乾地黃、禹餘糧(燒,醋淬七遍以上)各30克,杜仲(去粗皮,炙微黃,銼)、當歸(銼,微炒)、桂心、桑寄生、牛膝(去苗)、五味子、蛇床仁、牡丹皮各23克。

用法:以上藥材搗羅為末,煉蜜和丸,如梧桐子大。每服30丸,空腹時用溫酒送下。

來源:《太平聖惠方》

水蛭

性味	味鹹、苦，性平，有毒
歸經	歸肝、膀胱經

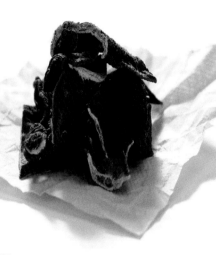

別名

至掌、蟣、馬蜞、馬蛭、蜞、馬蟥、馬蟞、紅蛭、螞蟥蜞、黃蜞

📍 藥材來源

為水蛭科動物日本醫蛭、寬體金線蛭、茶色蛭等的全體。

❗ 使用注意

體弱血虛、孕婦、婦女月經期及有出血傾向者禁服。

🛒 藥材選購

水蛭分有三種，一種為扁長圓柱形；一種為寬水蛭，扁平紡錘形；一種為長條水蛭，長扁平形。選購時三者皆以體整齊、顏色為黑棕色、沒有雜質的為優。

常用方

主治 產後血暈。

用料 水蛭（炒）、虻蟲（去翅足，炒）、沒藥、麝香各一錢。

用法 將以上藥材一起研為粉末，以四物湯調服。

來源 《本草綱目》

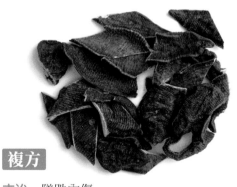

複方

主治 墜跌內傷。

用料 水蛭、麝香各一兩。

用法 將以上藥材銼碎，燒出煙，研為末。以酒送服一錢。

來源 《本草綱目》

第十二章

化痰止咳平喘藥

化痰藥是指以祛痰或消痰為主的藥物。

化痰藥主要用於痰多咳嗽、咳痰不爽以及與痰有關的如瘰癧瘤癭等證。

能緩和或制止咳嗽和喘息的藥物稱為止咳平喘藥。

止咳平喘藥主要用於治療症見咳嗽、氣喘的多種疾患。

芥子

性味	味辛，性溫，無毒
歸經	歸肺經

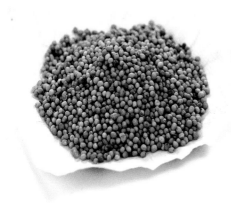

別名

辣菜子、炒芥子、芥辣子

藥材來源

為十字花科植物，白芥的種子。

使用注意

不可過量食用，多食容易目昏、洩氣、傷精。陰虛火旺者，肺虛咳嗽者忌服。

藥材選購

乾漆為漆樹的樹脂經加工後的乾燥品，形狀為不規則的塊狀。選購時以塊完整、堅硬、顏色黑、漆臭味重的乾品為優。

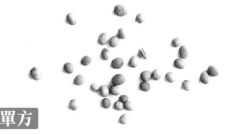

單方

主治　反胃上氣。

用法　將芥子研末，取一二錢，以酒送服。

來源　《本草綱目》

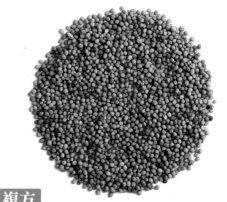

複方

主治　熱痰煩暈。

用料　芥子、大戟、甘遂、芒硝、朱砂等份。

用法　將芥子、大戟、甘遂、芒硝、朱砂研為末，加糊做成丸，如梧子大。每服二十丸，薑湯送下。此方名「白芥丸」。

來源　《本草綱目》

白前

性味	味辛、甘,性微溫,無毒
歸經	歸肺、肝經

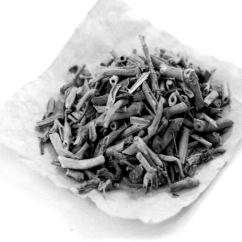

🦶 別名

石藍、嗽藥、柳葉白前、水楊柳、大鶴瓢、水柳

📍 藥材來源

為蘿藦科植物,柳葉白前或芫花葉白前的根及根莖。

❗ 使用注意

凡咳逆上氣,是因氣虛氣不歸元,而不是肺氣造成邪客壅滯者禁用。

🛒 藥材選購

白前又分為柳葉白前和芫花葉白前,以其根莖入藥。選購時皆以根莖粗大、鬚根長、沒有泥土等雜質的乾品為優。

常用方

主治 久咳咳血。

用料 白前、桔梗、桑白皮各三兩(炒過)、甘草一兩(炙)。

用法 以上藥材加水六升,煮成一升,分三次服下,服用時忌食豬肉、白菜。

來源 《本草綱目》

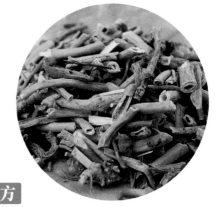

複方

主治 肺實熱。

用料 枸杞根皮二升,石膏八兩,白前、杏仁各三兩,橘皮、白尤各五兩,赤蜜七合。

用法 以上藥材搗碎,以水七升煮取二升,去渣下蜜,煮三沸,分三服。

來源 《備急千金要方》

桔梗

性味	味苦、辛，性平，無毒
歸經	歸肺經

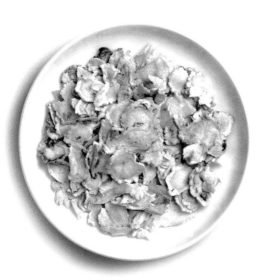

別名

白藥、利如、梗草、大藥、包袱花、四葉菜、沙油菜、山鈴鐺花

藥材來源

為桔梗科植物桔梗的根。

使用注意

陰虛久嗽、咳血、氣逆者均忌服。

藥材選購

桔梗以其根部入藥，選購時以根條粗壯、質地堅實均匀、色潔白、味比較苦的乾品為優。根條不均匀、中空、顏色灰白的為次品。

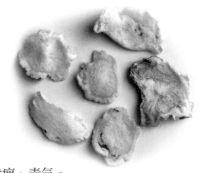

單方

主治　喉痹、毒氣。

用法　桔梗二兩，加水三升，煮取一升，頓服。

來源　《備急千金要方》

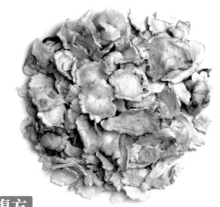

複方

主治　心腹蘊蘊然痛。

用料　芍藥六兩，黃芩、朴硝、桔梗、柴胡各四兩，當歸、升麻各三兩。

用法　將以上七味搗碎，以水八升，煮取二升半，分三服。

來源　《備急千金要方》

半夏

性味	味辛,性溫,有毒
歸經	歸脾、肝、肺、胃經

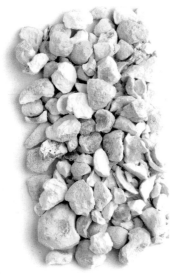

別名

地文、水玉、守田、示姑、羊眼半夏、和姑、蠍子草、地珠半夏

藥材來源

為天南星科植物,半夏的塊莖。

使用注意

一切血證及陰虛燥咳、津傷口渴者及孕婦忌服。

藥材選購

半夏以其塊莖入藥,其乾燥塊莖一般為圓球形或半圓球形。選購時以個大而質堅、皮淨、顏色白、粉性足的乾品為優。

常用方

主治 熱痰咳嗽。

用料 半夏、天南星各一兩,黃芩一兩半。

用法 以上藥材一起研為末,加薑汁浸,蒸餅做成丸,如梧子大。每次飯後以薑湯送服五十至七十丸。

來源 《本草綱目》

複方

主治 痰飲飲食不消、乾嘔。

用料 澤瀉、杏仁、枳實各一兩,茯苓、柴胡、生薑、半夏、芍藥各三兩,人參、旋覆花、橘皮、細辛各一兩。

用法 以上藥材搗爛,以水九升煮取二升七合,分三次服用,每天三次。

來源 《備急千金要方》

川貝母

| 性味 | 味苦、甘，性涼，無毒 |
| 歸經 | 歸肺、心經 |

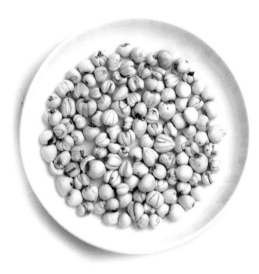

別名

虻、黃虻、貝母、空草、貝父、藥實、苦花、苦菜、勤母

藥材來源

為百合科植物，卷葉貝母、烏花貝母或棱砂貝母等的鱗莖。

使用注意

脾胃虛寒及有濕痰者不宜服用。

藥材選購

川貝母的商品主要有松貝、青貝、爐貝，以其鱗莖入藥。選購時松貝以質地堅實、顆粒整齊且均勻、頂端不開裂、顏色白且粉性足的乾品為優；青貝以粒小均勻、色潔白、粉性足者為佳；爐貝以質堅實、色白者為佳。

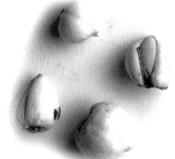

常用方

主治 傷風、咳嗽。

用料 川貝母（去心）三分，款冬花、麻黃（去根節）、杏仁（湯浸，去皮、尖，雙仁，炒研）各一兩，甘草（炙，銼）三分。

用法 以上藥材搗爛，篩去粗渣，加水、生薑煎好去渣服用。

來源 《聖濟總錄》

複方

主治 肺熱咳嗽多痰，咽喉中乾。

用料 川貝母（去心）一兩半，甘草（炙）三分，杏仁（湯浸去皮、尖，炒）一兩半。

用法 以上藥材搗爛研為末，煉成蜜丸，含於口中。

來源 《聖濟總錄》

豬牙皂

性味	味辛、鹹，性溫，有毒
歸經	歸肺、胃、肝、大腸經

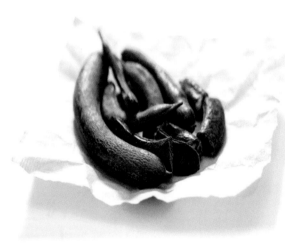

別名

皂莢、雞棲子、皂角、豬牙皂角、牙皂

藥材來源

為豆科植物皂莢，已衰老或受傷害後所結之果實。

使用注意

體弱者及孕婦忌服。

藥材選購

豬牙皂一般為圓柱形，略扁，選購時以個小飽滿、色紫黑、有光澤、無果柄、質堅硬、肉多而黏、斷面淡綠色者為優。

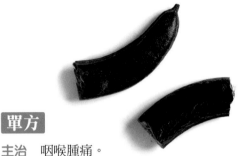

單方

主治　咽喉腫痛。

用法　將牙皂一挺炙黃刮去皮、子用米醋浸炙七次不要太焦，然後研為末，每次吹入咽喉少許。

來源　《聖濟總錄》

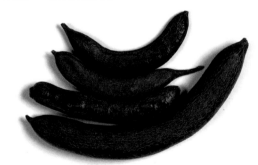

複方

主治　大便便秘。

用料　蒺藜子（炒）一兩，豬牙皂（去皮、酥炙）五錢。

用法　將以上藥材一起研為粉末，每次以鹽茶湯送服一錢。

來源　《本草綱目》

竹茹

性味	味甘，性微寒，無毒
歸經	歸胃、肺經

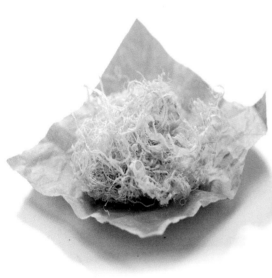

別名

竹皮、淡竹茹、麻巴、竹二青、水竹、甘竹、金竹花、光苦竹、荊竹、羅漢竹

藥材來源

為禾本科植物淡竹的莖稈，除去外皮後刮下的中間層。

使用注意

脾虛泄瀉者，寒痰咳喘者，胃寒嘔逆者忌服。

藥材選購

竹茹為淡竹的莖稈去皮後刮下的中間層，為不規則的絲條捲曲成團或長條形薄片。選購時以體輕、質地柔韌、有彈性的乾品為優。

常用方

主治 胃熱嘔吐。

用料 梔子9克，陳皮6克，竹茹5克。

用法 水煎，加薑汁沖服。

來源 《雜病源流犀燭》

複方

主治 妊娠惡阻嘔吐，食不下。

用料 青竹茹、橘皮各十八銖，茯苓、生薑各一兩，半夏三十銖。

用法 將以上五味搗碎，以水六升煮，取三升半，分三服，不瘥頻作。

來源 《備急千金要方》

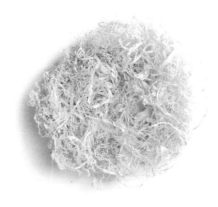

皂莢

性味	味辛、鹹，性溫，微毒
歸經	歸肺、大腸經

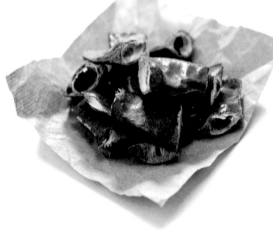

🍃 別名

雞棲子、皂角、大皂莢、長皂莢、懸刀、長皂角、大皂角

📍 藥材來源

為豆科植物皂莢的果實。

❗ 使用注意

妊娠期忌服。氣虛陰虧及有出血傾向者忌用。

🛒 藥材選購

皂莢以其果實入藥，莢果為扁長條形。選購時以莢果大而飽滿、質地堅實的乾品為優。

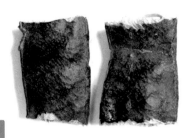

常用方

主治 痰濁壅肺，咳逆上氣，時時吐濁，但坐不得眠。

用料 皂莢 112 克（刮去皮，酥炙）。

用法 將藥材研末，和蜜為丸，如梧桐子大。以棗膏和湯服 3 丸，日三夜一服。

來源 《金匱要略》

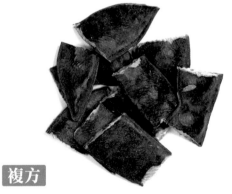

複方

主治 小兒遺尿。

用料 瞿麥、龍膽、皂莢、桂心各半兩，雞腸草一兩，車前子一兩六銖，石韋半兩，人參一兩。

用法 將以上八味共研末，和蜜為丸，每食後服如小豆大五丸，日三，加至六七丸。

來源 《備急千金要方》

海藻

性味	味苦、鹹,性寒
歸經	歸肝、腎經

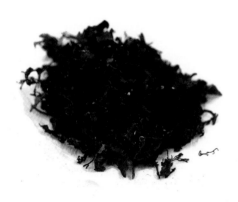

別名

落首、海蘿、烏菜、海帶花

藥材來源

為馬尾藻科植物,羊棲菜或海蒿子的全草。

使用注意

脾胃虛弱者,氣血兩虧者忌服。此藥不宜與甘草同用。

藥材選購

海藻以全草入藥,又分為小葉海藻、大葉海藻。小葉海藻一般為黑棕色、表面有白色鹽霜、質脆易碎。大葉海藻葉大,分枝多。

常用方

主治 氣癭。

用料 海藻、昆布(各酒洗曬乾)等份。

用法 以上藥材研末,煉蜜為丸,如杏仁大。稍稍咽汁。另外將海藻洗淨切碎,油、醋煮熟,作菜常食。

來源 《證治準繩 · 瘍醫》

複方

主治 咳嗽上氣。

用料 麥冬十分,昆布、海藻、乾薑、細辛各六分,海蛤、蜀椒、桂心各四分。

用法 將以上八味,末之,蜜丸飲服如梧子十丸,加至二十丸,日三服,有人風虛中冷,中滿上氣,喉中如吹管聲,吸吸氣上欲咳,服此方,得瘥。

來源 《備急千金要方》

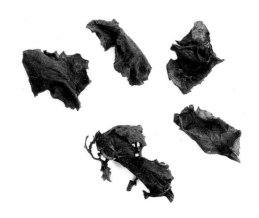

昆布

性味	味鹹，性寒，無毒
歸經	歸肝、胃、腎、脾經

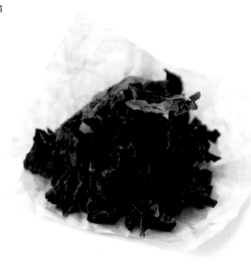

別名

海昆布、海帶、鵝掌菜、掌葉昆布、黑菜、裙帶菜

藥材來源

為藻類植物藥海帶科植物海帶或翅藻科植物昆布、裙帶菜的葉狀體。

使用注意

不要長期服用，長期服用容易消瘦。妊娠期禁用。脾胃虛寒者忌服。

藥材選購

昆布為海帶或昆布、裙帶菜的葉狀體，可入藥。海帶的乾燥葉狀體為綠褐色或黑褐色、表面附有白霜。質地比較厚，有腥氣味。昆布、裙帶菜的乾燥葉狀體為黑色，表面也有白霜，但質地比較薄。

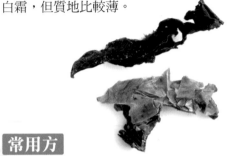

常用方

主治 馬刀瘡。虛痰入絡，項側脹硬，形如長蛤，其核堅硬者。

用料 昆布、香附、夏枯草、川貝母、玄參、牡蠣、半夏、芥子、忍冬、甘草等份。

用法 以上藥材研末，每次 6 ～ 9 克，以溫開水送服。

來源 《顧氏醫經讀本》

複方

主治 婦人胸中伏氣。

用料 昆布、海藻、芍藥、桂心、人參、白石英、款冬花、桑白皮各二兩，茯苓、鐘乳石、柏子仁各二兩半，紫菀、甘草各一兩，乾薑一兩六銖，吳茱萸、五味子、細辛各一兩半，杏仁一百枚，橘皮、蘇子各五合。

用法 將以上二十味共研為末。和蜜為丸，如梧子大，酒服二十丸，日再，加至四十丸。

來源 《備急千金要方》

木蝴蝶

性味	味苦，性寒，無毒
歸經	歸肺、肝、胃、脾經

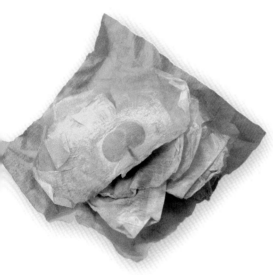

別名

千張紙、兜鈴、三百兩銀藥、玉蝴蝶、
雲故紙、破布子

藥材來源

為紫葳科植物木蝴蝶的種子。

使用注意

脾胃虛弱者慎服。

藥材選購

木蝴蝶以其種子入藥，種子一般為類橢圓
形，選購時以大而完整、顏色白、乾燥的乾
品為優。

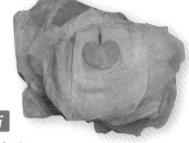

常用方

主治　肝氣痛。

用法　將二三十張木蝴蝶焙乾研細，以好酒
調服。

來源　《本草綱目拾遺》

複方

主治　急性氣管炎、百日咳等。

用料　木蝴蝶一錢，膨大海（安南子）三錢，
桔梗一錢五分，甘草一錢，桑白皮三錢，款
冬花三錢。

用法　以上藥材加水煎製，加三兩冰糖使之
溶於藥液後製成糖漿，每天服用幾次。

來源　《現代實用中藥》

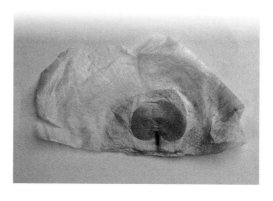

羅漢果

| 性味 | 味甘,性涼,無毒 |
| 歸經 | 歸肺、大腸經 |

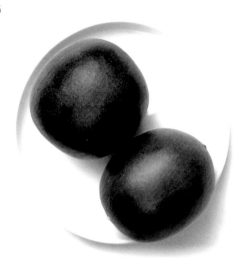

🛒 藥材選購

羅漢果以果實入藥,果實呈圓形或長圓形。選購時以個大而完整、顏色為黃褐色、搖起來不響的乾品為優。

常用方

主治　百日咳。

用料　羅漢果 1 個,柿餅 15 克。

用法　水煎服。

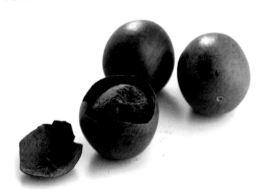

🍃 別名

拉汗果、假苦瓜

📍 藥材來源

為葫蘆科植物,羅漢果的果實。

❗ 使用注意

脾胃虛弱者忌服。

白果

| 性味 | 味甘、苦、澀，性平，有毒 |
| 歸經 | 歸肺、心、腎經 |

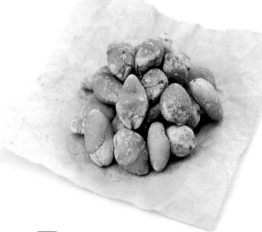

🍃 別名

靈眼、佛指甲、佛指柑、鴨腳、公孫樹、鴨掌樹、銀杏、白果仁

📍 藥材來源

為銀杏科植物銀杏的種子。

❗ 使用注意

不宜多食，多食易腹脹，小孩多食易昏厥，發驚引疳。不宜和鰻鱺魚同食，易患軟風。有實邪的人不要服用。

🛒 藥材選購

白果為銀杏的種子，可入藥。一般為倒卵形或橢圓形。選購時以粒大飽滿、外殼和內裡都為白色的乾品為優。

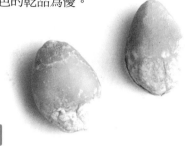

單方

主治 手足龜裂。

用法 將生白果嚼爛，每夜塗擦裂處。

來源 《本草綱目》

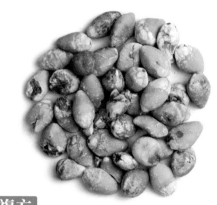

複方

主治 咳嗽失聲。

用料 白果四兩，白茯苓、桑白皮各二兩，黑豆半升（炒），蜜半斤。

用法 將以上材料一起煮熟，曬乾為末，以乳汁半碗拌濕，九蒸九曬，做成丸，如綠豆大，每服三五十丸，開水送下。極效。

來源 《本草綱目》

紫菀

| 性味 | 味苦、甘，性溫，無毒 |
| 歸經 | 歸肺、心、胃經 |

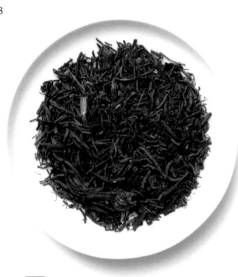

別名

青菀、返魂草根、夜牽牛、紫菀茸

藥材來源

為菊科植物，紫菀的根及根莖。

使用注意

有實熱者忌服。

藥材選購

紫菀以其根莖入藥，根莖一般為圓形的疙瘩頭狀。選購時以根莖長、質地柔潤、紫色、沒有莖苗的乾品為優。

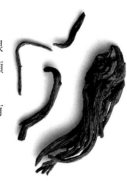

常用方

主治 傷寒後肺痿勞嗽，唾膿血腥臭，連連不止，漸將羸瘦。

用料 紫菀一兩，桔梗一兩半（去蘆頭），天冬一兩（去心），貝母一兩（煨令微黃），百合三分，知母三分，生乾地黃一兩半。

用法 以上藥材搗篩為散，每服四錢，以水一中盞，煎至六分，去渣溫服。

來源 《太平聖惠方》

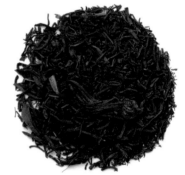

複方

主治 少小脅下有氣內痛，喘逆氣息難，往來寒熱，羸瘦不食。

用料 馬通中粟十八銖，杏仁、紫菀、細辛各半兩，石膏、秦艽、半夏、茯苓、五味子各六銖。

用法 將以上九味研末，做蜜丸，服如小豆十丸，日三服，不知加至二十丸。

來源 《備急千金要方》

款冬花

性味	味辛，性溫，無毒
歸經	歸肺、心經

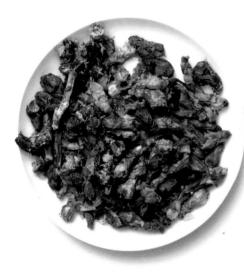

別名

冬花、款花、看燈花、艾冬花、九九花、款冬、菟奚、顆凍

藥材來源

為菊科植物，款冬的花蕾。

使用注意

肺火燔灼、肺氣焦滿、陰虛勞嗽者皆禁用。

藥材選購

款冬花為款冬的花蕾，可入藥。一般為整齊的棍棒狀，選購時以朵大、沒有花梗、顏色紫紅的乾品為優。

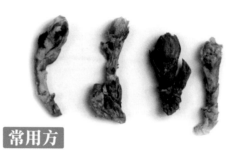

常用方

主治　痰嗽帶血。

用料　款冬花、百合（蒸焙）等份。

用法　以上藥材分別先蒸後焙乾後，取等份研為末，加蜜做成如龍眼大的丸，每天臨睡時嚼服一丸，以薑湯送下。

來源　《本草綱目》

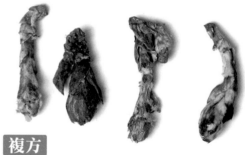

複方

主治　肺熱咳嗽。

用料　枇杷葉、木通、款冬花、紫菀、杏仁、桑白皮等份，大黃減半。

用法　以上藥材一同研末，加蜜調勻做成丸，飯後和臨睡前各含化一丸。

來源　《本草綱目》

枇杷葉

性味	味苦,性微寒,無毒
歸經	歸肺、心、胃經

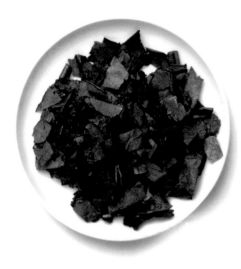

別名

巴葉、蜜枇杷葉、炙枇杷葉

藥材來源

薔薇科植物枇杷的葉。

使用注意

肺感風寒咳嗽、胃寒嘔吐者均忌服。

藥材選購

枇杷葉一般為長橢圓形或倒卵形,選購時以葉片完整、顏色灰綠色的乾品為優。

單方

主治 痘瘡潰爛。

用法 煎湯洗之。

來源 《本草綱目》

複方

主治 嘔吐。

用料 人參一兩,大麻子八合(一作胡麻仁),橘皮一分,枇杷葉八兩。

用法 上藥共搗為末,以水一鬥煮枇杷葉,取五升下藥,煮取三升納大麻子,稍飲之。

來源 《備急千金要方》

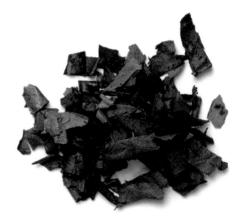

苦杏仁

性味	味苦，性微溫；有小毒
歸經	歸肺、心經

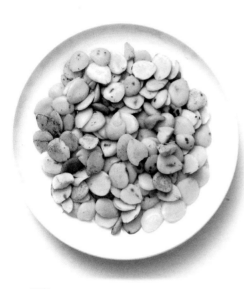

別名

杏子，木落子，杏梅仁

藥材來源

為薔薇科植物山杏、西伯利亞杏、東北杏或杏的乾燥成熟種子。

使用注意

內服，不宜過量，過量容易中毒；嬰兒慎用；陰虛咳嗽、大便溏泄者忌用。

藥材選購

苦杏仁為杏的乾燥成熟種子，可以入藥。選購時以顆粒大而飽滿、均勻、不發油的乾品為優。

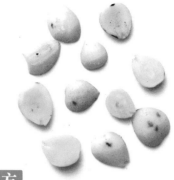

常用方

主治 伏暑在上焦，內迫氣分，舌白煩渴，心中脹悶，小便短赤。

用料 苦杏仁6克，廣鬱金6克，滑石9克，黃芩4.5克，半夏3克，橘紅3克，瓜蔞皮4.5克。

用法 水煎服

來源 《暑病證治要略》

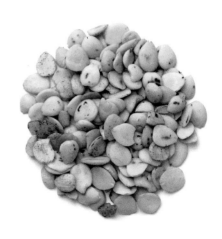

甜杏仁

性味	味甘,性平,無毒
歸經	歸肺、大腸經

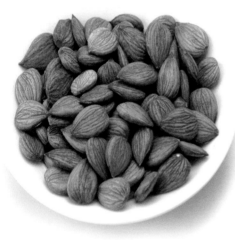

🌿 別名

杏仁核、杏子、木落子、杏梅仁、白杏仁、光杏仁、杏仁泥

📍 藥材來源

為薔薇科植物,杏或山杏的部分栽培種味甜的乾燥種子。

❗ 使用注意

風寒初起,咳嗽,痰濕較重者忌服。

🛒 藥材選購

甜杏仁為杏或山杏的味甜的乾燥種子,可入藥。選購時以顆粒大而飽滿、整體肥厚均勻、不發油的乾品為優。

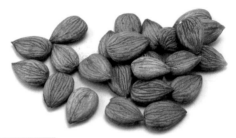

常用方

主治 秋燥發熱,汗出,咳痰不爽,鼻出血口乾。

用料 沙參、天花粉、地骨皮、知母、甜杏仁、玉竹、玄參、甘草、連翹、枇杷葉、西瓜翠衣。

用法 水煎服。

來源 《六因條辨》

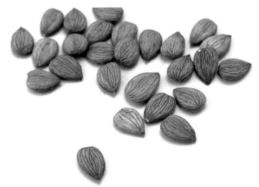

桑白皮

性味	味甘，性寒，無毒
歸經	歸肺、脾、大腸經

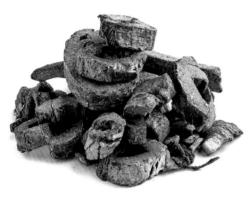

🍃 別名

桑根白皮、桑根皮、桑皮、白桑皮

📍 藥材來源

為桑科植物桑除去栓皮的根皮。

❗ 使用注意

風寒咳嗽者，小便多者，肺虛火衰者忌服。

🛒 藥材選購

桑白皮為桑去栓皮後的根皮，一般為扭曲的捲筒狀、槽狀或板片狀，可入藥。選購時以皮厚而柔韌、顏色白的乾品為優。

常用方

主治 肺經熱甚，喘嗽痰多。

用料 桑白皮、半夏、蘇子、杏仁、貝母、梔子、黃芩、黃連各 2.4 克。

用法 以上藥材用水 400 毫升，加生薑 3 片，煎至 320 毫升，口服。

來源 《古今醫統》

複方

主治 久嗽咳血。

用料 白前、桔梗、桑白皮各三兩（炒過），甘草一兩（炙）。

用法 將上藥加水六升，煮成一升，分三次服下。忌食豬肉、白菜。

來源 《本草綱目》

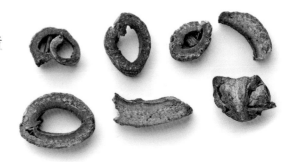

第十三章

安神藥

凡以安神、定志為主要功效的藥物稱為安神藥。

安神藥分為重鎮安神和養心安神兩類。前者為質地沉重的礦石類物質，多用於心悸失眠、驚癇發狂、煩躁易怒等陽氣躁動、心神不安的實證；後者為植物藥，具有養心滋肝作用，用於心肝血虛、心神失養所致的心悸怔忡、失眠多夢等神志不寧的虛證，並常與補血養心藥同用，以增強療效。

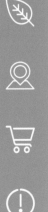

柏子仁

性味	味甘，性平，無毒
歸經	歸心、腎、大腸經

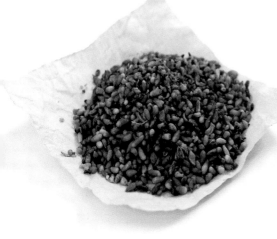

別名

柏實、柏子、柏仁、側柏子

藥材來源

為柏科植物側柏的種仁。

使用注意

痰多、便溏者不可服用。

藥材選購

柏子仁為側柏的種仁，可入藥。選購時以種仁飽滿、表面黃白色、油性大而不泛油、沒有皮殼雜質的乾品為優。

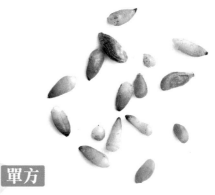

單方

主治　小兒夜啼，驚癇腹滿，大便青白色。

用法　將柏子仁研為細末，溫水調服一錢。

來源　《本草綱目》

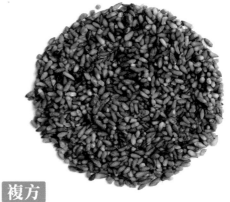

複方

主治　老年便秘。

用料　柏子仁、松子仁、大麻仁等份。

用法　將以上三味藥共研為末，加蜜、蠟做成丸，如梧子大。每服二三十丸，飯前服，少黃丹湯調下。一天服兩次。

來源　《本草綱目》

磁石

性味	性寒、平，味鹹，無毒
歸經	歸腎、肝、心經

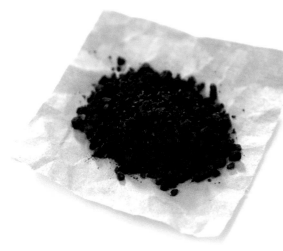

別名

玄石、磁君、慈石、處石、元武石、吸鐵石、吸針石

藥材來源

磁石為磁鐵礦的礦石，可入藥。一般為不規則的塊狀，棱角多。選購時以顏色黑、有光澤、吸鐵能力強的礦石為優。

使用注意

脾胃虛弱者慎用，同時此藥不宜長期、大量服用。

藥材選購

磁石是一種氧化物類礦物磁鐵。正常的磁石是鐵黑色或暗藍靛色，氧化嚴重的磁石略帶褐色。有隱約的金屬光澤。測試真假磁石的方法簡單，如果是塊狀的磁石可以吸起中號縫衣針 3 ～ 5 枚且首尾連到一起。如果是粉末狀的磁石可以迅速吸附到鐵製品上。

常用方

主治 上盛下虛，頭暈目眩，耳鳴耳聾。

用料 沉香 15 克（別研），磁石（火煅，醋淬七次，細研，水飛）、胡蘆巴（炒）、川巴戟天（去心）、陽起石（煅，研）、附子（炮，去皮、臍）、椒紅（炒）、山茱萸（取肉）、山藥（炒）各 30 克，青鹽（別研）、甘菊花（去枝，蕚）、蔓荊子各 15 克。

用法 以上藥材研為細末，酒煮米糊為丸，如梧桐將子大。每服 70 丸，空腹時用鹽湯送下。

來源 《重訂嚴氏濟生方》

複方

主治 腎熱背急攣痛，耳膿血出，或生肉塞之，不聞人聲。

用料 磁石、白朮、牡蠣各五兩，甘草一兩，生麥冬六兩，生地黃汁一升，芍藥四兩，蔥白一升，大棗十五枚。

用法 將以上九味搗碎，以水九升，煮取三升，分三服。治腎熱，面黑，目白，腎氣內傷，耳鳴吼鬧短氣，四肢疼痛，腰背相引。

來源 《備急千金要方》

合歡花

性味	味甘，性平，無毒
歸經	歸心、脾經

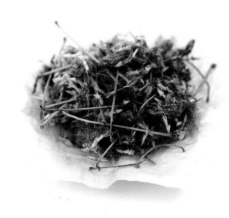

別名

夜合花、烏絨

藥材來源

為豆科植物，合歡的花或花蕾。

使用注意

陰虛津傷者慎用。

藥材選購

合歡花以其花朵或花蕾入藥，合歡花的乾燥花序一般為團塊狀，小花顏色為淡黃褐色或綠黃色，花冠為筒狀，花萼為綠黃色，花絲比較細。

常用方

解鬱合歡湯

主治 所欲不遂，鬱極火生，心煩意亂，身熱而躁。

用料 合歡花6克，郁金6克，沉香1.5克，當歸6克，白芍3克，丹參6克，柏子仁6克，栀子4.5克，柴胡3克，薄荷3克，茯神6克，紅棗5枚，橘餅12克。

用法 水煎服。

來源 《醫醇剩義》卷二

單方

主治 咽喉疼痛。

用法 取合歡花10克煎湯，每日2次服用。

來源 《民間驗方》

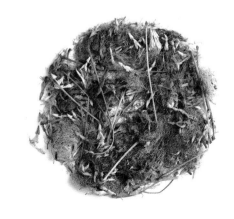

合歡皮

性味	味甘，性平
歸經	歸心、肝經

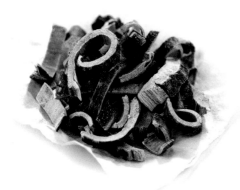

🔖 藥材選購

合歡皮為合歡樹的樹皮，一般為筒狀或半筒狀，可入藥。選購時以皮薄而均勻、皮嫩且光滑柔潤的乾品為優。

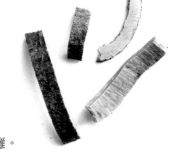

單方

主治 肺癰。

用法 取一巴掌大的合歡皮，加水三升，煮成一半，分兩次服用。

來源 《本草綱目》

別名

合昏皮、夜台皮、合歡木皮、青堂、黃昏、合昏、夜合、萌葛、烏賴樹、宜男

📍 藥材來源

為豆科植物，合歡的樹皮。

❗ 使用注意

潰瘍病及胃炎患者慎服；風熱自汗、外感不眠者禁服；孕婦慎用。

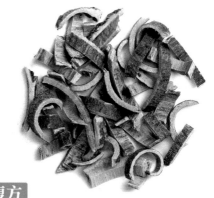

複方

主治 跌打損傷。

用料 合歡皮四兩，芥菜子（炒）一兩。

用法 將合歡皮粗皮去掉，炒成黑色，取四兩，與芥菜子（炒）一兩，共研為末，每服二錢，臥時服，溫酒送下，另以藥末敷傷處，能助接骨。

來源 《本草綱目》

琥珀

性味	味甘，性平，無毒
歸經	歸心、肝、小腸、膀胱、肺、脾經

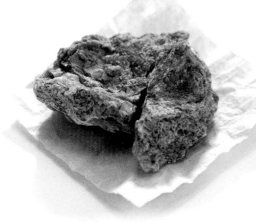

別名

虎珀、虎魄、江珠、琥魄、血珀、琥珀屑、黑琥珀、煤珀

藥材來源

為古代松科植物的樹脂，埋藏地下經久凝結而成的碳氫化合物。

使用注意

凡是陰虛內熱，小便少而不利，火炎水涸者不要服用。

藥材選購

琥珀質地一般比較脆，可入藥。選購時以塊整齊、顏色紅且明亮、質脆且易碎的乾品為優。塊比較碎且小，質地較硬、顏色暗棕色的為次品，不要選購。

單方

主治 不便尿血。

用法 將琥珀研為粉末，每次以燈心湯送服下二錢。

來源 《本草綱目》

複方

主治 癥瘕氣塊，產後血暈悶絕，兒枕痛。

用料 琥珀一兩，鱉甲一兩，京三棱一兩，延胡索半兩，沒藥半兩，大黃五分。

用法 將以上中藥一起熬搗為散。每服一兩匙，空心服，酒送下。一天服兩次，有特效。此方名「琥珀散」。

來源 《本草綱目》

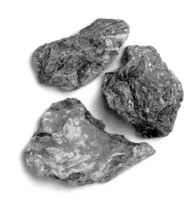

酸棗仁

性味	味甘、酸，性平，無毒
歸經	歸心、肝、膽經

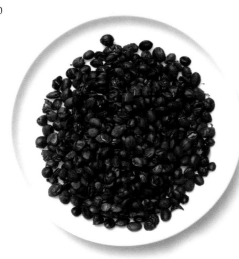

別名

棗仁、酸棗核、酸棗、棘、山棗、野棗

藥材來源

為鼠李科植物酸棗的種子。

使用注意

凡是肝、膽、脾三經有實熱者忌服，患有滑泄症者忌服。

藥材選購

酸棗仁為酸棗的種子，可入藥。選購時挑選那些種仁飽滿、表面深紅色或紫褐色，有光澤，斷面淺黃色，有油性的乾品為優。

常用方

主治 消渴，口乾舌燥。

用料 酸棗仁 90 克，酸安石榴子（乾子）30 克，葛根、覆盆子各 45 克，烏梅 50 枚，麥冬 60 克，茯苓、瓜蔞根各 50 克，桂心18 克，烏梅 50 枚。

用法 以上藥材研為末，蜜丸如酸棗大。頻頻含化，不限晝夜，以口中生津液為度。

來源 《備急千金要方》

複方

主治 虛煩不眠。

用料 酸棗仁二升，知母、乾薑、茯苓、川芎各二兩，甘草（炙）一兩。

用法 先以水一鬥煮酸棗仁，得汁七成，再放入其餘各藥同煮，最後得汁三成，分次服下。此方名「酸棗仁湯」。

來源 《本草綱目》

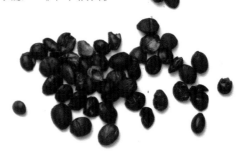

遠志

性味	味苦、辛，性溫，無毒
歸經	歸心、肺、脾、腎經

藥材選購

遠志有很多種，其中苦遠志為細葉遠志的根皮，甜遠志為寬葉遠志的根皮，遠志筒為抽去木心後的遠志的根皮。遠志筒以筒粗、肉厚、顏色黃的乾品為優。

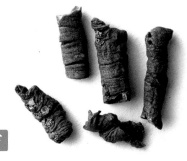

單方

主治 善忘症。

用法 將遠志研為末，沖服。

複方

主治 心氣不足，心痛驚恐。

用料 遠志、蒲黃（一方用菖蒲）、人參、茯苓各四兩。

用法 將以上四味搗碎，以水一鬥，煮取三升半，分三服。

來源 《備急千金要方》

別名

苦遠志、細葉遠志、山茶葉光棍茶、米兒茶、燕子草、十二月花

藥材來源

為遠志科植物細葉遠志的根。

使用注意

患有胃潰瘍及胃炎者要謹慎服用。

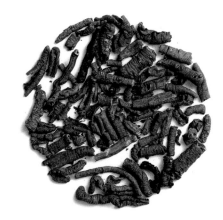

珍珠

性味	味甘、鹹，性寒
歸經	歸心、肝經

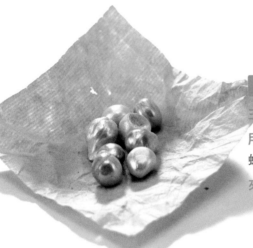

🍃 別名

真朱、真珠、蚌珠、珠子、濂珠

📍 藥材來源

為珍珠貝科動物、珍珠貝等貝類動物，珍珠囊中形成的無核珍珠。

❗ 使用注意

無實熱者忌服。

 藥材選購

珍珠母一般呈圓球形、矩圓形或不規則的球形，可入藥。選購時以粒大而圓、表面平滑細膩、珠光閃耀、斷面有層紋的乾品為優。

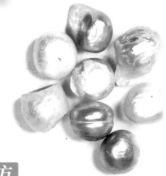

單方

主治 安神。

用法 將珍珠研末，做成如豆大的小團，以蜂蜜調服。一天服三次。

來源 《本草綱目》

複方

主治 肝虛目暗，茫茫不見。

用料 珍珠末一兩，白蜜二合，鯉魚膽兩枚。

用法 將以上材料和勻，煎過，濾取汁，頻頻點眼。

來源 《本草綱目》

紫石英

性味	味甘，性溫，無毒
歸經	歸心、肝、脾經

別名

紫鶴、紫萼、雞骨丹、紅玉簪、石玉簪、棱子草、耳葉七、化骨蓮、白鶴仙、氟石

藥材來源

為鹵化物類礦物螢石的礦石。

使用注意

陰虛火旺者忌服；血熱者忌服。

藥材選購

紫石英為螢石的礦石，一般為不規則的塊狀，可入藥。選購時以塊整齊、顏色紫、質地堅實的乾品為優。

常用方

主治 虛勞，夜多異夢，失精，虛竭至甚。

用料 紫石英 60 克（細研，水飛過），朱砂 30 克（細研，水飛過），柏子仁 60 克，龍骨 60 克，人參 60 克（去蘆頭），桑螵蛸 60 克（微炒），麝香 15 克（細研），肉蓯蓉 30 克（酒浸一宿，刮去皺皮，炙乾）。

用法 以上藥材搗為粉末，研入朱砂、紫石英、麝香令勻，煉蜜和搗二三百杵，丸如梧桐子大。空腹時，用溫酒送下 20 丸。

來源 《太平聖惠方》

單方

主治 大人風引，小兒驚厥，日數十發，醫所不藥者。

用料 紫石英、滑石、白石脂、凝水石、石膏、赤石脂各取六兩，甘草、桂心、牡蠣各取三兩。

用法 以上藥材下篩為散，盛以葦囊，懸於高涼處，欲用取三指。撮以新汲井水三升煮取一升二合，大人頓服，未百日兒服一合，還不能服用的以綿沾著口中，熱多者每天服用四五次。

來源 《備急千金要方》

第十四章

平肝息風藥

息風止痙藥是指具有息肝風、止痙攣抽搐功效的藥物。

息風止痙藥主入肝經，主治溫熱病熱極動風、肝陽化風及血虛生風等所致的眩暈欲僕、項強肢顫、痙攣抽搐等症。

平抑肝陽藥是指以平肝潛陽為主要作用，主治肝陽上亢病證的藥物。

平抑肝陽藥具有平肝潛陽或平抑肝陽的功效，以及清肝熱、安心神的作用，主治肝陽上亢之頭暈目眩、頭痛、耳鳴和肝火上攻之面紅目赤、頭痛頭昏、煩躁易怒等證。

石決明

性味	味鹹，性寒
歸經	歸肝經

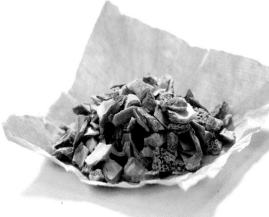

別名

鰒魚甲、千里光、真海決、海決明、
海南決、關海決、鮑魚殼

藥材來源

為鮑科動物雜色鮑、皺紋盤鮑、耳
鮑、羊鮑等的貝殼。

使用注意

脾胃虛寒者慎服；消化不良、胃酸缺
乏者禁服。

藥材選購

石決明一般為橢圓形貝殼，大小不一，表面
灰棕色。選購時以個大殼厚、殼外表面潔
淨、內表面有彩色光澤的乾品為優。

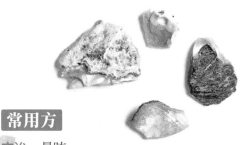

常用方

主治　暈眩。

用料　石決明八錢，菊花四錢，枸杞子四
錢，桑葉三錢。

用法　以上藥材水煎服。

來源　《山東中草藥手冊》

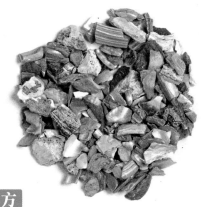

單方

主治　風毒氣攻入頭，眼昏暗，頭目不利。

用料　石決明、羌活（去蘆頭）、草決明、
菊花各一兩，甘草（炙，銼）半兩。

用法　以上藥材搗羅為散，每次以水煎二
錢，飯後、臨睡時以溫水送服。

來源　《聖濟總錄》

珍珠母

性味	味鹹，性寒，無毒
歸經	歸心、肝經

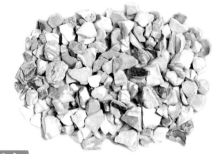

藥材選購

珍珠母為各種河蚌貝殼的珍珠層，可入藥。一般為不規則的片狀。選購時以片大、質地酥鬆、顏色白、不碎的乾品為優。

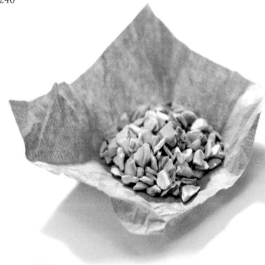

常用方

主治 心、肝、腎虛損諸證。如失眠，陰虛陽亢的高血壓，陰虛火旺的頭痛、癲癇、諸痛、瘰癧、瘰癧，肝虛血少的肝炎。

用料 珍珠母 60 克，龍骨 30 克，酸棗仁 9 克，五味子 6 克，女貞子、熟地黃各 15 克，白芍 12 克。

用法 水煎服。

來源 《臨症見解》

別名

珠牡、珠母、明珠母

藥材來源

為蚌科動物三角帆蚌、褶紋冠蚌的蚌殼、珍珠貝科動物珍珠貝或馬氏珍珠貝等，貝類動物貝殼的珍珠層。

使用注意

胃寒者忌服。

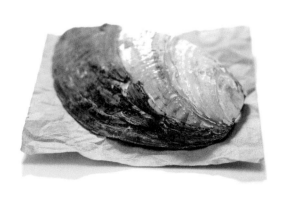

紫貝齒

性味	味鹹，性平
歸經	歸肝經

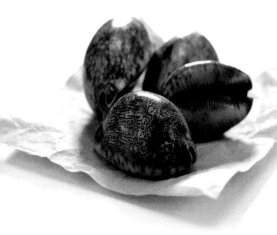

🍃 別名

紫貝、阿拉伯綬貝、綬貝、砑螺、文貝、貝齒、貝子、寶貝、豬仔螺

📍 藥材來源

為寶貝科動物蛇首眼球貝、山貓或可拉伯綬貝等的貝殼。

❗ 使用注意

<u>無熱邪者忌服；脾胃虛弱者慎服。</u>

🛒 藥材選購

紫貝齒為蛇首眼球貝、山貓或可拉伯綬貝等的貝殼，一般為長卵圓形，以殼面為淡褐色、殼口狹長，殼內藍紫色的乾品為優。

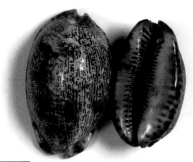

常用方

主治 婦女情志失調，肝鬱化火，經前情緒不寧，坐臥不安，煩躁易怒，甚則怒而發狂，月經量多，口苦唇乾，舌質紅，脈弦數。

用料 紫貝齒、青龍齒、靈磁石、朱砂、琥珀末、紫丹參、九節菖蒲、仙半夏。

用法 水煎服。

來源 《裘笑梅婦科經驗》

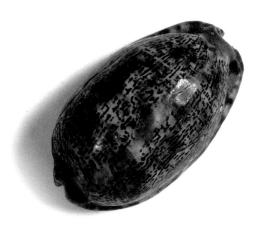

牡蠣

性味	味鹹、澀，性微寒，無毒
歸經	歸肝、腎、膽經

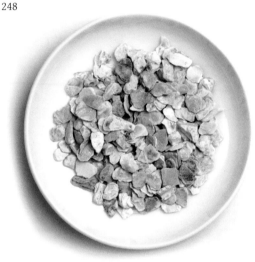

別名

蠣蛤、古賁、海蠣子殼、海蠣子皮、左殼

藥材來源

為牡蠣科動物近江牡蠣、長牡蠣或大連灣牡蠣等的貝殼。

使用注意

不宜多服、久服，容易引起便秘和消化不良。

藥材選購

牡蠣以其貝殼入藥，一般為不規則的卵圓形、三角形或長圓形。選購時以殼大而整齊、裡面光潔無雜質的乾品為優。

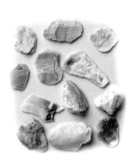

常用方

主治 牝瘧多寒者。

用料 牡蠣1.2克（熬），麻黃12克（去節），甘草9克（炙），蜀漆9克（若無，用常山代之）。

用法 上四味，切。以水先洗蜀漆三遍去腥，用水500毫升，煮蜀漆、麻黃（去沫），取400毫升，再加入牡蠣、甘草二味，再次煎取150毫升，去渣。溫服75毫升。得吐後，勿更服。

來源 《外台秘要》

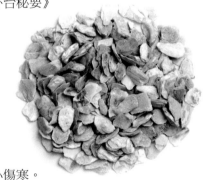

複方

主治 少小傷寒。

用料 莽草半斤，牡蠣四兩，雷丸三十枚，蛇床子一升，大黃一兩。

用法 將以上五味搗碎，以水三鬥，煮取一鬥半，適寒溫以浴兒，避眼及陰。

來源 《備急千金要方》

壁虎

性味	味鹹，性寒，有小毒
歸經	歸腎、肝經

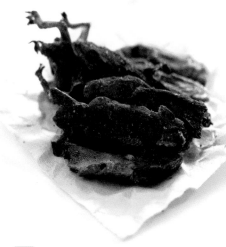

別名

守宮、爐搪、蠍虎、壁宮、辟宮子、地塘蟲、天龍、爬壁虎

藥材來源

為壁虎科動物無蹼壁虎，或其他幾種壁虎的全體。

使用注意

血虛氣弱者，非關風痰風毒所感者要謹慎使用。

藥材選購

壁虎有很多種，比較常見的是無蹼壁虎。無蹼壁虎全長大概 12 釐米左右，頭比較寬，頭部、身體的背面有細鱗覆蓋，軀乾部圓鱗交錯縱橫，胸部鱗成覆瓦狀，且鱗較大。

單方

主治 癰瘡疼痛。

用法 將壁虎焙乾，研為末，調油敷塗患處。

來源 《本草綱目》

複方

主治 破傷中風，症見筋急口噤，身如角弓反張。

用料 壁虎（炙乾，去足）七個，天南星（酒浸三日，曬乾）一兩，膩粉半錢。

用法 將壁虎、天南星、膩粉共研為末，以薄麵糊調成丸，如綠豆大。每取七丸，以酒送下。不久，汗出。再服藥一次，出汗一次即癒。或在本方中加白附子一兩，蜜調成丸亦可。此方名「守宮丸」。

來源 《本草綱目》

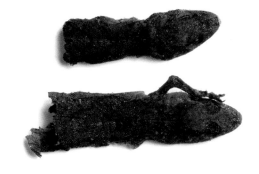

蚯蚓

性味	味鹹,性寒
歸經	歸肝、脾、膀胱經

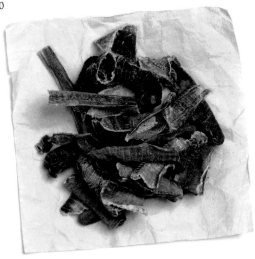

🍃 別名

蚓、附蚓、寒蚓、引無、曲蟮、土龍、地龍子、地龍、蟲蟮

📍 藥材來源

為鉅蚓科動物參環毛蚓,或正蚓科動物背暗異唇蚓等的全體。

❗ 使用注意

脾胃虛弱者慎用;因脾腎虛導致腹脹者,陰虛成勞瘵者均忌服。

🛒 藥材選購

蚯蚓以其全體入藥,又稱地龍,分為廣地龍、土地龍。廣地龍呈長條薄片狀,土地龍呈彎曲的圓柱形,選購時皆以條大、肥壯、不碎、無泥沙的乾品為優。

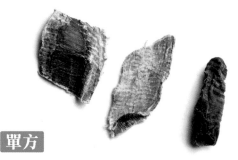

單方

主治 風赤眼痛。

用法 將十條蚯蚓燒為粉末,每次以茶送服三錢。

來源 《本草綱目》

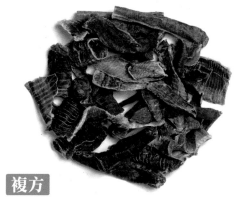

複方

主治 風熱頭痛。

用料 蚯蚓、薑汁、半夏餅、赤茯苓等份。

用法 將蚯蚓炒過,研細,加薑汁、半夏餅、赤茯苓,各藥等分為末。每取三分至五分,以生薑荊芥湯送服。

來源 《本草綱目》

白附子

性味	味辛、甘；性溫；有毒
歸經	歸胃、肝經

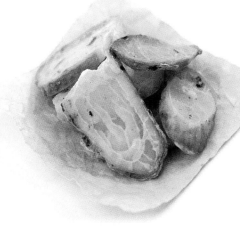

🍃 別名

禹白附、牛奶白附、野半夏、野慈菇、
雞心白附、麻芋子

📍 藥材來源

為天南星科植物獨角蓮的塊莖。

❗ 使用注意

血虛生風、內熱生驚及孕婦禁服。

🛒 藥材選購

白附子以其塊莖入藥，其塊莖為卵圓形或橢
圓形，選購時以塊莖個大、質地堅實、顏色
白而粉性足的乾品為優。

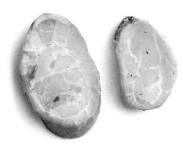

常用方

主治 齲齒及蟲痛。

用料 白附子、知母、細辛各六銖，川芎、
高良薑各十二銖。

用法 以上藥材研為粉末，以麵團裹上敷於
牙齒上，一天敷兩次。

來源 《備急千金要方》

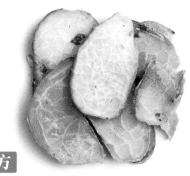

複方

主治 風痰眩暈。

用料 白附子（炮，去皮、臍）半斤，朱砂
二兩二錢半，龍腦一錢。

用法 以上藥材一起研為粉末，加入粟米飯
做成小豆大的丸，飯後每次以茶或酒送服
三十丸。

來源 《本草綱目》

蜈蚣

性味	味辛,性溫,有毒
歸經	歸肝、心經

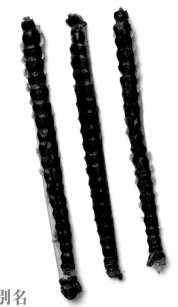

🍃 別名

卿蛆、吳公、天龍、百腳、嗷高姆

📍 藥材來源

為大蜈蚣科動物,少棘巨蜈蚣或其近緣動物的乾燥全蟲。

❗ 使用注意

蜈蚣有毒,不宜用量過大。孕婦以及血虛生風者禁用。

🛒 藥材選購

蜈蚣以其乾燥全蟲入藥,一般為扁平的長條形。選購時以完整、體長、頭部紅色、足部紅棕色、蟲體黑綠的乾品為優。

單方

主治 耳出膿。

用法 將蜈蚣研末吹耳朵。

來源 《本草綱目》

複方

主治 惡疰邪氣,往來心痛徹背,或走入皮膚移動不定,苦熱,四肢煩痛,羸羸乏短氣。

用料 蜈蚣一枚,牛黃一分,大黃二兩,朱砂、人參各三分,細辛、鬼臼、當歸、桂心、乾薑各一兩,黃芩、麝香各半兩,附子四枚。

用法 將以上十三味搗碎,以水一鬥煮取三升,去渣,下牛黃、麝香末,分三服。

來源 《備急千金要方》

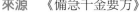
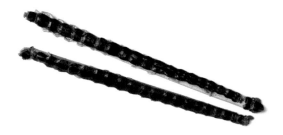

第十五章

開竅藥

開竅藥是指以甦醒神志為主要功效的藥物。

開竅藥適用於因邪氣壅盛蒙蔽心竅所致的竅閉神昏證。

竅閉證的表現主要為神志昏迷、牙關緊閉、握拳等，因同時出現其他症狀又可分為熱閉和寒閉。熱閉治療應以開竅藥與清熱解毒藥一起使用，稱為涼開法。寒閉多用辛溫行氣藥。

安息香

性味	味辛、苦，性平，無毒
歸經	歸心、脾經

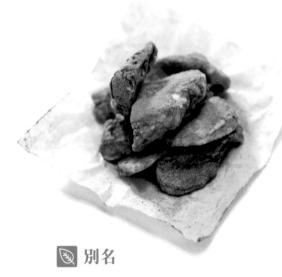

別名

息香、水息香

藥材來源

為安息香科植物白花樹的乾燥樹脂。

使用注意

氣虛少食，陰虛陽亢的人不要使用。

藥材選購

安息香以其樹脂入藥，又分為蘇門答臘安息香和越南安息香。蘇門答臘安息香一般為紅棕色或灰棕色的團塊，質地比較堅脆，加熱即可軟化。越南安息香為微扁圓的淚滴狀物或團塊，表面黃棕色，內面乳白色。

常用方

主治 急風及中惡，神志不清，面色發青，四肢逆冷。

用料 生玳瑁150克（搗羅為末），安息香150克（酒煮似糊，用絹濾去渣），朱砂60克（細研，水飛），雄黃15克（細研），琥珀15克（細研），麝香7.5克（細研），龍腦7.5克（細研）

用法 以上藥材研末調勻，以安息香糊和丸，如雞頭大。用童便60毫升、生薑自然汁10毫升，相合暖過，不計時候，研下3丸。

來源 《太平聖惠方》

複方

主治 小兒肚痛。

用料 安息香、沉香、木香、丁香、藿香、八角茴香各三錢，香附子、縮砂仁、炙甘草各五錢。

用法 安息香酒蒸成膏，另將沉香、木香、丁香、藿香、八角茴香、香附子、縮砂仁、炙甘草共研為末，以膏和煉蜜調各藥做成丸，如茨子大。每服一丸，紫蘇湯化下。此方名「安息香丸」。

來源 《本草綱目》

冰片

性味	味辛、苦，性涼
歸經	歸心、脾、肺經

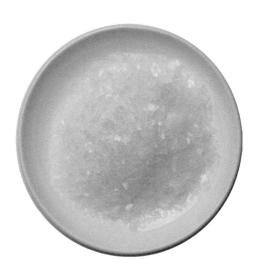

別名

龍腦香、梅花腦子、梅花片腦、片腦、梅花腦、冰片腦、梅片、梅冰

藥材來源

為龍腦香科植物龍腦香樹脂的加工品，或為樟腦、松節油等用化學方法合成的製成品。

使用注意

孕婦要謹慎使用，氣血虛者忌服。

藥材選購

冰片是一種加工製成品，又可分為龍腦冰片和機制冰片。龍腦冰片一般呈半透明塊狀、片狀或顆粒狀結晶體。選購時以片大且薄、質地鬆軟、顏色潔白、含純正清香氣味的乾品為優。

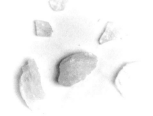

常用方

主治 慢性潰瘍，燙傷瘡面。

用料 雞蛋、黃油、冰片。

用法 取雞蛋 10 個（或更多），煮熟去蛋白，用蛋黃乾炸煉油。每 30 克油加入冰片 1.5～3 克，密封貯存備用，用時外抹皮損瘡面。

來源 《趙炳南臨床經驗集》

單方

主治 風熱喉痹。

用料 燈心草一錢，黃柏五分（並燒存性），白礬七分，冰片三分。

用法 為末，每以一二分吹患處。

來源 《本草綱目》

石菖蒲

性味	味辛、苦，性微溫，無毒
歸經	歸心、胃、脾、膀胱經

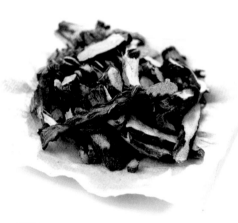

別名

菖蒲、木蠟、陽春雪、望見消、水劍草、石蜈蚣、野韭菜、水蜈蚣、香草

藥材來源

為天南星科植物，石菖蒲的根莖。

使用注意

陰虛火旺、煩躁多汗、咳嗽吐血、滑精者均不宜服用。不宜用鐵器炮製，容易導致人吐逆。不宜與麻黃、地膽配伍。忌羊肉以及飴糖。

藥材選購

石菖蒲以其根莖入藥，其乾燥根莖呈扁圓柱形，選購時以根條粗長、肥厚、斷面類白色、纖維性弱的乾品為優。

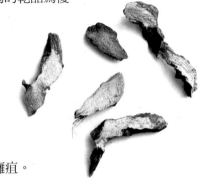

單方

主治 癰疽。

用法 將生石菖蒲搗爛貼在瘡上，如果瘡乾燥，則將石菖蒲研成末，加水調勻後塗抹在患處。

來源 《本草綱目》

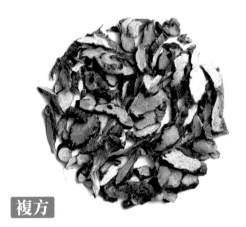

複方

主治：赤白帶下。

用料：石菖蒲、補骨脂（破故紙）等份。

用法：將石菖蒲、破故紙共炒為末。每服二錢，更以石菖蒲泡酒調服。一天服一次。

來源：《本草綱目》

第十六章 補虛藥

凡能補益正氣，增強體質，提高抗病能力，治療虛症為主的藥物，稱為補虛藥，亦稱補養藥或補益藥。

補虛藥除有「補可扶弱」的功能外，還可配祛邪藥，用於邪盛正衰或正氣虛弱而病邪未盡的症狀，以起到「扶正祛邪」的作用，達到邪去正複的目的。

若身體健康，並無虛弱表現者，不宜濫用，以免導致陰陽平衡失調。

西洋參

性味	味甘、微苦，性涼
歸經	歸心、肺、胃經

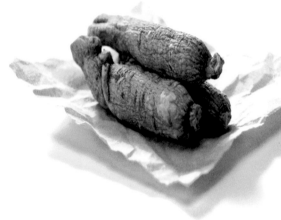

🏷️ 別名

西洋人參、洋參、西參、花旗參、廣東人參

📍 藥材來源

為五加科植物，西洋參的根。

❗ 使用注意

<u>脾胃虛寒的人，例如稍微不注意就會腹瀉、腹痛，手腳發涼，不敢吃涼食的人，不宜服用西洋參。</u>

🛒 藥材選購

西洋參以根部入藥，分為粉光西洋參和原皮西洋參。選購時兩種都以根條均勻、質地堅實、表面橫紋緊密、氣味清香的乾品為優。

常用方

主治 骨折中、後期。

用料 西洋參 3 克（或黨參 15 克），黃耆 9 克，當歸 6 克，川芎 4.5 克，熟地黃 15 克，白芍 9 克，枸杞子 15 克，淮山藥 15 克，續斷 9 克，砂仁 3 克，三七 4.5 克，補骨脂 9 克，骨碎補 9 克，木瓜 9 克，甘草 3 克。

用法 水煎服。

來源 《林如高正骨經驗》

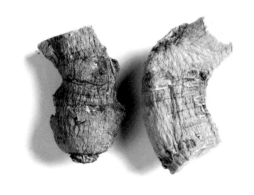

人參

性味	味甘、微苦，性溫，無毒
歸經	歸脾、心、肺經

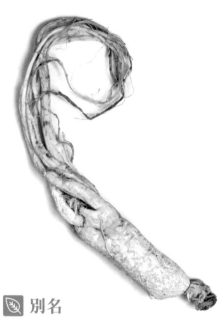

別名

地精、神草

藥材來源

為五加科植物，人參的乾燥根。

使用注意

實證、熱證而正氣不虛者忌服。表證及陰虛火旺者慎用。有出血傾向者禁用或慎用。

藥材選購

人參以其根部入藥，又分園參與野山參。選購時園參以身較長、枝條大、根莖長的乾品為優。野山參則以枝大、紋細、莖長、有圓蘆及珍珠點的乾品為優。

常用方

主治 正氣虧虛，膀胱氣弱，小便不利。

用料 人參、車前子。

用法 以上兩味藥材，水煎服。

來源 《症因脈治》

複方

主治 氣滿腹脹。

用料 半夏一升，生薑一斤，人參一兩半，橘皮三兩。

用法 將以上四味搗碎，以水七升煮取三升，去渣分三服，日三，一方無人參。只三味。

來源 《備急千金要方》

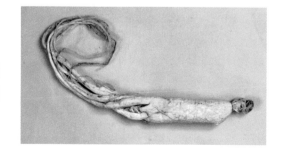

山藥

性味	味甘,性平,無毒
歸經	歸肺、脾、腎經

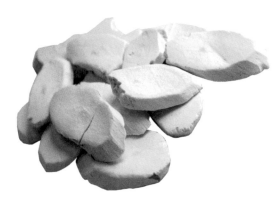

🍃 別名

菖蒲、木蠟、陽春雪、望見消、水劍草、石蜈蚣、野韭菜、水蜈蚣、香草

📍 藥材來源

為薯蕷科植物薯蕷的塊莖。

❗ 使用注意

大便燥結者不宜食用,有實邪者禁服。濕盛中滿而有積滯者忌服。

🛒 藥材選購

山藥為薯蕷的塊莖,可食用也可入藥,品種較多。如毛山藥、光山藥。選購時毛山藥以質地硬實、表皮黃白色、帶粉質、斷面白色的乾品為優。光山藥以質堅實,粉性足,潔白的為優。

單方

主治 心腹虛脹,手足厥逆,不思飲食。

用法 將山藥半生半炒,為末,每次以米湯送服2錢,一天服兩次。

來源 《本草綱目》

複方

主治 頭目有風,牽引目睛疼痛,偏視不明。

用料 山藥三兩,細辛二兩半,秦艽、天雄各二兩,獨活、桂心、山茱萸各二兩半。

用法 上七味中藥下篩,酒服方寸匕,日三服。

來源 《備急千金要方》

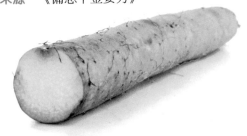

太子參

性味	味甘、微苦，性微溫，無毒
歸經	歸肺、心、脾經

🛒 藥材選購

太子參為異葉假繁縷的塊根。選購時以塊根肥潤、根皮黃白色、無鬚根的乾品為優。

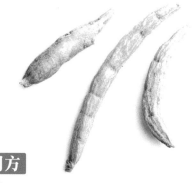

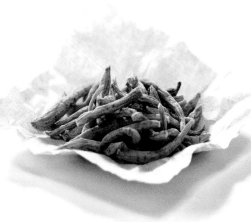

🍃 別名

孩兒參、童參

📍 藥材來源

為石竹科植物，異葉假繁縷的塊根。

⚠️ 使用注意

高血壓及腎炎、胃炎的患者要少食。

常用方

主治 寒熱錯雜，胃氣上逆，呃聲低怯，下肢欠溫，口乾，舌紅苔薄，脈細。

用料 赭石 24 克，陳皮 15 克，旋覆花、竹茹、太子參各 12 克，丁香、柿蒂、天冬、麥冬、甘草、枇杷葉各 9 克。

用法 水煎服。

來源 《中醫治法與方劑》

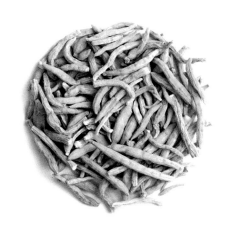

白朮

性味	味苦、甘，性溫，無毒
歸經	歸脾、胃經

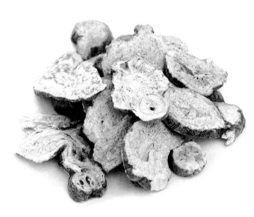

🍃 別名

山薊、山芥、山薑、山精、山連、冬白朮、白大壽、楊枹薊、冬術、焦白朮

📍 藥材來源

為菊科植物白朮的根莖。

❗ 使用注意

氣滯脹悶、陰虛燥渴者忌服。

🛒 藥材選購

白朮以其根莖入藥，選購時以塊根個大、表面灰黃、斷面黃白色，質地堅實且無空心的乾品為優。

單方

主治 皮疹。

用法 將白朮研成細粉末，每次以酒送服 1 茶匙。

來源 《本草綱目》

複方

主治 脾虛泄瀉。

用料 白朮五錢，芍藥一兩。

用法 白朮、芍藥共研為末，加米飯做成丸，如梧子大，每服五十丸，米湯送下。一天服兩次，冬月加肉豆蔻煨為末。

來源 《本草綱目》

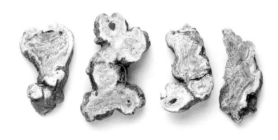

白扁豆

性味	味甘，平
歸經	歸脾、胃經

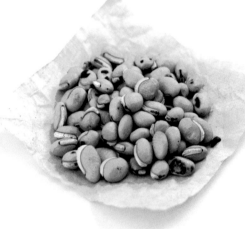

別名

南扁豆、沿籬豆、蛾眉豆、羊眼豆、
茶豆、南豆、小刀豆、樹豆、藤豆

藥材來源

為豆科植物扁豆的白色種子。

！使用注意

患熱病的人，患冷氣病的人，患瘧疾
的人不可食用。生扁豆有一定毒性，
加熱後其毒性可以減弱。

藥材選購

扁豆種子有白色、黑色、紅褐色等，用以入
藥的主要是白色種子。選購時以種粒飽滿、
質地堅實、顏色為白色的乾品為優。

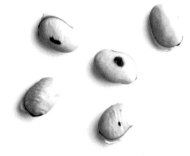

單方

主治 赤白帶下（白帶異常）。

用法 將白扁豆炒為粉末，每次以米湯送服
2錢。

來源 《本草綱目》

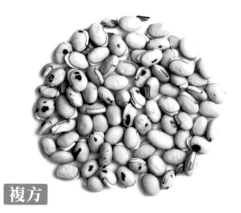

複方

主治 霍亂吐利。

用料 白扁豆、香薷各一升。

用法 將以上兩味中藥加水六升煮成二升，
分次服。

來源 《本草綱目》

扁豆花

性味	味甘、淡，性平
歸經	歸脾、胃、大腸經

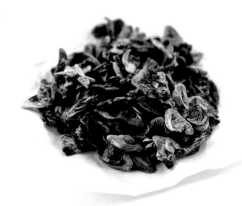

別名

南豆花

藥材來源

豆科扁豆屬植物扁豆的花。

藥材選購

扁豆花為扁豆的花朵，可入藥。選購時以花朵大而完整、花體軟且輕、花瓣為白色的乾品為優。

常用方

主治 暑溫初起，夏感寒邪，惡寒發熱，身重酸痛，面赤口渴，胸悶不舒，汗不出，舌苔白膩，脈浮而數者。

用料 香薷6克，金銀花9克，鮮扁豆花9克，厚朴6克，連翹6克。

用法 以水一升，煮取400毫升，先服200毫升，得汗止後服，不汗再服，服盡不汗，再作服。

來源 《溫病條辨》

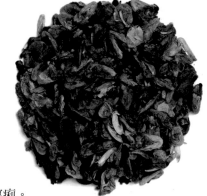

複方

主治 瀉痢。

用料 白扁豆花適量，豬脊肉一條，蔥一根，胡椒七粒。

用法 將白扁豆花（正開放者），擇淨，不要用水洗，只以滾水燙過，和豬脊肉、蔥、胡椒，加醬汁一起拌勻，用燙花的水和麵，包成小餛飩，炙熟食下。

來源 《本草綱目》

大棗

性味	味甘，性溫，無毒
歸經	歸脾、胃經

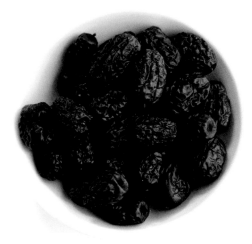

別名

乾棗、美棗、良棗、紅棗、棗、刺棗

📍 藥材來源

為鼠李科植物棗的成熟果實。

❗ 使用注意

凡是有濕痰、積滯、齒病、蟲病的人，
不宜服用。

🛒 藥材選購

大棗以其成熟果實入藥，果實一般呈卵圓形
或橢圓形。選購時以果實個大飽滿、果肉
厚、果皮紫紅色且油潤的乾品為優。

常用方

主治 曆節疼痛。

用料 大棗 15 枚，黃耆 12 克，附子 6 克，
生薑 6 克，麻黃 6 克，甘草 3 克。

用法 以上六味藥搗為小塊，用水 700 毫升，
煮取 300 毫升，每服 100 毫升，一日三次。

來源 《備急千金要方》

複方

主治 風冷腳麻疼痛，攣弱不可屈伸。

用料 烏頭、細辛、蜀椒各一兩，甘草、秦
芁、附子、桂心、芍藥各二兩，乾薑、茯苓、
防風、當歸各三兩，獨活四兩，大棗二十枚。

用法 將以上各味中藥搗碎，用水一鬥二升，
煮取四升，分五次服用，若熱毒多服益佳。

來源 《備急千金要方》

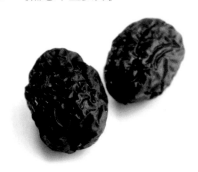

黨參

性味	味甘，性平，無毒
歸經	歸肺、脾經

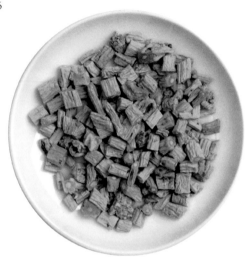

別名

上黨人參、黃參、獅頭參、中靈草

藥材來源

為桔梗科植物黨參的根。

使用注意

有實邪、氣滯、肝火盛者忌服，邪盛而正不虛者不宜服用。

藥材選購

黨參以其根部入藥，又分為西黨、東黨、潞黨。選購時西黨以根條粗壯肥大、根皮緊密細緻且橫紋較多、味甜的乾品為優。東黨則以根條肥厚、根皮黃色、皮緊皺紋多的乾品為優。

常用方

主治 中虛氣滯，飲食不化，嘔惡脹滿，胃痛，腹鳴泄瀉。

用料 黨參、白朮、茯苓、制香附各60克，生薑、半夏、陳皮、炙甘草各30克，春砂仁45克（香砂六君丸）。

用法 水泛為丸，每次服用6～9克。

來源 《重訂通俗傷寒論》

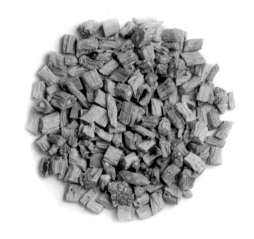

蜂蜜

性味	味甘,性平,無毒
歸經	歸肺、脾、大腸經

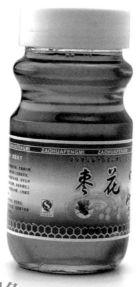

別名

石蜜、食蜜、蜜、白蜜、白沙蜜、蜜糖、沙蜜、蜂糖、蠟蜂

藥材來源

為蜜蜂科昆蟲中華蜜蜂等所釀蜜糖。

使用注意

大便不實的人,中滿痞脹的人,痰濕內蘊的人禁服。

藥材選購

蜂蜜即為蜜蜂所釀的蜜糖,可入藥。選購時以液體黏稠、有油性而水分小、味甜不酸、氣味芳香、無雜質的為優。也可用木棒挑起,蜜汁絲狀往下流不斷的即為優質品。

單方

主治 隱疹作癢。

用法 將不限量的蜂蜜以酒調服。

來源 《本草綱目》

複方

主治 反胃。

用料 蜂蜜,蘿蔔。

用法 用蜂蜜煎蘿蔔細細嚼咽。

來源 《本草綱目》

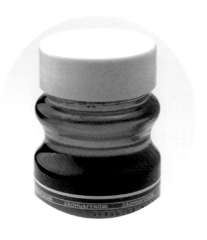

甘草

性味	味甘，性平
歸經	歸脾、胃、心、肺經

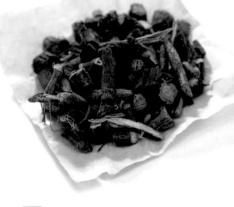

別名

美草、蜜草、國老、甜根子、棒草、
蜜甘草、炙甘草、光果甘草、黃甘草

藥材來源

為豆科植物，甘草的根及根狀莖。

使用注意

痢疾初期，不可服用。實證中滿腹脹
者忌服。

藥材選購

甘草以根及根莖入藥，選購時以根皮緊致、
質地堅實、有皺溝、皮紅棕色、斷面黃白色、
粉性足的乾品為優，而根皮粗糙、粉性小、
皮灰棕色、斷面深黃色的則是次品。

常用方

主治 疔瘡。

用料 白菊花 120 克，甘草 120 克。

用法 以水煎服，渣再煎服。重者不過二劑
即消。

來源 《醫學心悟》

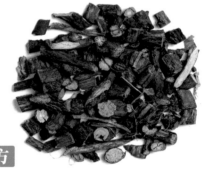

複方

主治 鼻血不止。

用料 乾地黃、梔子、甘草等份。

用法 將以上三味中藥下篩，酒服方寸匕，
日三，如鼻疼者加豉一合，鼻有風熱者，以
蔥涕和服如梧子五丸。

來源 《備急千金要方》

黃耆

性味	味甘,性微溫,無毒
歸經	歸肺、脾經

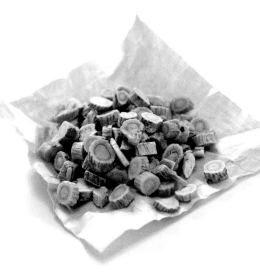

別名

獨椹、蜀脂、百本、王孫、百藥錦、獨根、二人抬、黃耆

藥材來源

為豆科植物,黃耆或內蒙黃耆等的乾燥根。

使用注意

腎病不宜隨意使用黃耆。表實邪盛、內有積滯、陰虛陽亢、瘡瘍陽證實證等忌用。

藥材選購

黃耆以根部入藥,根一般為圓柱形。選購時以根條粗長、根皮皺紋較少、質地堅、粉性足、味甜的乾品為優。不要選購那些根小、質鬆、頂端空心的乾品。

常用方

主治 諸虛不足,肢體勞倦,胸中煩悸,唇口乾燥,面色萎黃,不能飲食;或先渴而欲發瘡癤,或病癰疽後而渴者。

用料 黃耆(去蘆,蜜炙)取 180 克,甘草取 30 克。

用法 以上藥材碎為小塊,每次 6 克,用水 150 毫升,加大棗 1 枚,煎至 100 毫升,去渣溫服,不定時服用。

來源 《太平惠民和劑局方》

複方

主治 氣極虛皮毛焦,津液不通,虛勞百病,氣力損。

用料 黃耆四兩,人參、白朮、桂心各二兩,大棗十枚,附子三十銖,生薑八兩。

用法 將以上中藥搗小塊,以水八升煮取三升,去渣分四服,一方不用附子。

來源 《備急千金要方》

靈芝

性味	味甘,性平,無毒
歸經	歸心、脾、腎經

🌿 別名

三秀、茵、芝、靈芝草、木靈芝、菌靈芝

📍 藥材來源

多孔菌科真菌靈芝、紫芝等的子實體。

❗ 使用注意

有實證的人慎服。實證表現為面紅氣粗、腫脹、腹痛、便秘、脈實大有力。

🛒 藥材選購

靈芝以其子實體入藥,選購時以皮殼堅實、皮紫褐色、有光澤的乾品為優。

複方

主治 瀉血脫肛。

用料 靈芝(石耳)五兩(炒),白枯礬一兩,密陀僧半兩。

用法 將以上三味共研為末,加蒸餅做成丸,如梧子大。每服二十丸,米湯送下。

來源 《本草綱目》

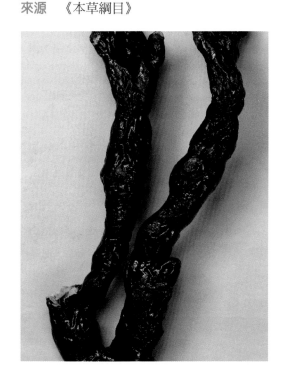

鐘乳石

性味	味甘，性溫
歸經	歸肺、腎、胃經

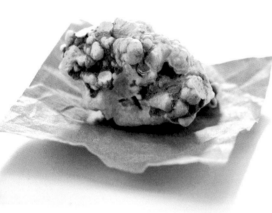

🍃 別名

石鐘乳、鐘乳、蘆石、夏石、黃石砂、盧布、夏乳根

📍 藥材來源

為碳酸鹽類礦物鐘乳石的礦石。

❗ 使用注意

陰虛火旺、肺熱咳嗽者禁服。

🛒 藥材選購

鐘乳石為碳酸鹽類礦石，可入藥。鐘乳石一般呈圓柱形或圓錐形，選購時以表面白色、質地堅硬、斷面平整，且滴加鹽酸能產生大量氣泡的成品為優。

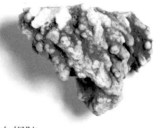

單方

主治　吐血損肺。

用法　將鐘乳石研成粉，每次以糯米湯送服2錢。

來源　《本草綱目》

複方

主治　婦人無乳汁。

用料　石鐘乳、白石脂各六銖，通草十二銖，桔梗半兩切，消石六銖（一方用滑石）。

用法　將以上五味搗碎，以水五升煮三沸，三上三下，去渣，納消石令烊分服。

來源　《備急千金要方》

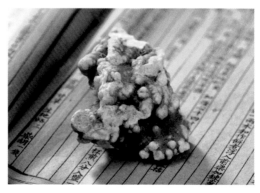

紫河車

性味	味甘、鹹，性溫，無毒
歸經	歸肺、肝、腎、心、脾經

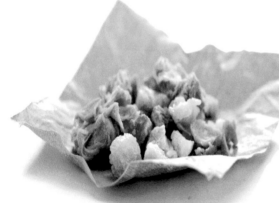

🍃 別名

胞衣、人胞、混沌皮、仙人衣、混沌衣、混元丹、胎衣

📍 藥材來源

為健康人的胎盤。

❗ 使用注意

凡有表邪及實證者禁服，脾虛濕困納呆者慎服。

🛒 藥材選購

紫河車即為胎盤，可入藥，乾燥的胎盤一般為不規則的類圓形或橢圓形碟狀。選購時以整齊潔淨、黃色或紫紅色的乾品為優。

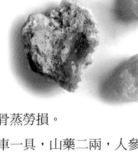

常用方

主治 婦女骨蒸勞損。

用料 紫河車一具，山藥二兩，人參一兩，白茯苓半兩。

用法 將紫河車洗淨，煮熟切細後焙乾，研為末，加入山藥、人參、白茯苓，一起研細，調入酒和成丸。以麝香調養 7 天後每次以溫鹽湯送服下三到五丸。

來源 《本草綱目》

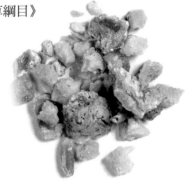

複方

主治 五勞七傷，吐血虛瘦。

用料 紫河車，白茯苓末。

用法 將紫河車洗淨至清汁流出，用酒煮爛後搗爛成泥，加入白茯苓末，和成梧子大的丸，每次以米湯送服下百丸。

來源 《本草綱目》

補骨脂

性味	味辛，性溫，無毒
歸經	歸腎、脾經

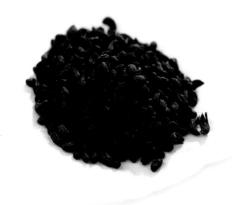

別名

胡韭子、婆固脂、破故紙、胡故子、
吉固子、懷故子、故子、黑故子

藥材來源

為豆科植物，補骨脂的果實。

使用注意

陰虛火旺以及大便秘結者忌服。

藥材選購

補骨脂以果實入藥，果實一般呈橢圓形或略
似腎形，選購時以顆粒大而飽滿、質地堅
實、顏色黑且無雜質的乾品為優。

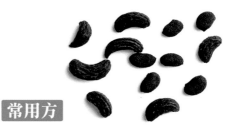

常用方

主治 縱欲無度，下元虛敗，手腳沉重，夜
多盜汗。

用料 補骨脂 120 克（炒香），菟絲子 120
克（酒蒸），胡桃肉 30 克（去皮），乳香、
沒藥、沉香（各研）各 7.5 克。

用法 煉蜜為丸，如梧桐子大。每服 20 ～
30 丸，空腹時用鹽湯或溫酒送下。

來源 《本草綱目》卷十四引《太平惠民和
劑局方》

複方

主治 水瀉久痢。

用料 補骨脂（破故紙）（炒）一兩，粟殼
（炙）四兩。

用法 將以上兩味藥共研為末，加煉蜜做成
丸，如彈子大。每服一丸，薑棗煎汁送下。

來源 《本草綱目》

蠶蛹

性味	味甘、辛，鹹，性溫
歸經	歸脾、胃經

🛒 藥材選購

蠶蛹為蠶蛾的蛹，可入藥。蠶結繭後刪經過4天左右就會變成蛹，蠶蛹個體呈紡錘形，頭部較小，有複眼和觸角。蠶蛹一開始為淡黃色，變硬以後為黃色、黃褐色或褐色。

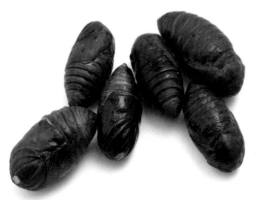

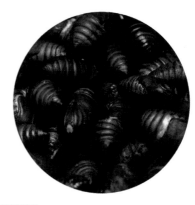

🍃 別名

小蜂兒

📍 藥材來源

為蠶蛾科昆蟲家蠶蛾的蛹。

❗ 使用注意

有腳氣之人不宜服用，被病狗咬過的人不要服用。

常用方

主治	小兒疳積。
用料	蠶蛹，蜂蜜。
用法	將蠶蛹炒熟，調蜜吃。
來源	《泉州本草》

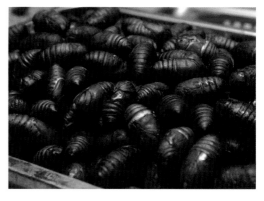

鹿銜草

性味	味甘、苦，性溫
歸經	歸肝、腎經

藥材選購

鹿銜草以其乾燥全草入藥，選購時以紫褐色
或紫紅色、沒有雜質的乾品為優。

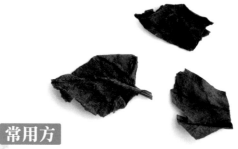

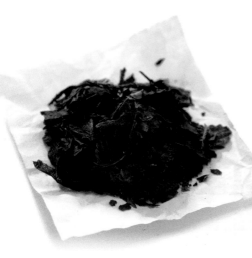

常用方

主治	慢性風濕性關節炎，類風濕關節炎。
用料	鹿蹄草、白朮各四錢，澤瀉三錢。
用法	將以上藥材水煎服用。
來源	《陝甘寧青中草藥選》

別名

破血丹、紙背金牛草、大肺筋草、紅
肺筋草、鹿壽茶

藥材來源

為鹿蹄草科植物鹿蹄草，或圓葉鹿蹄
草等的全草。

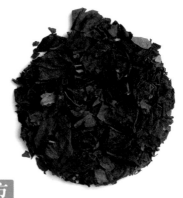

使用注意

孕婦及內有濕熱者忌服。

複方

主治	肺結核咳血。
用料	鹿銜草、白及各四錢。
用法	將以上藥材水煎服用。
來源	《山西中草藥》

杜仲

性味	味甘、微辛，性溫，無毒
歸經	歸肝、肺、腎經

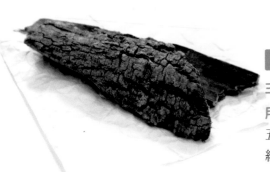

別名

思仙、思仲、石思仙、絲連皮、絲楝樹皮、扯絲皮、絲棉皮

藥材來源

為杜仲科植物杜仲的樹皮。

使用注意

腎虛火熾的人不宜服用，內熱、精血燥的人禁服。

藥材選購

杜仲以其樹皮入藥，一般為板片狀或卷片狀，選購時以皮大而厚、糙皮刮淨、外皮黃棕色、內面光滑且為褐黑色、折斷時白絲較多的乾品為優。

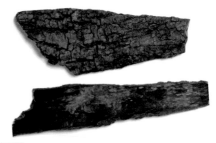

常用方

主治　腎虛腰痛，脈虛大。

用料　杜仲、龜甲、黃柏、知母、枸杞子、五味子、當歸、芍藥、黃耆、補骨脂（破故紙）各30克。

用法　加入蜂蜜和豬脊髓調勻和成梧桐子大的丸，每次服80丸，空腹時用鹽湯送下。

來源　《醫學入門》

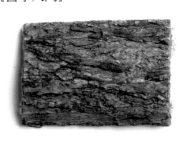

複方

主治　止汗。

用料　杜仲、牡蠣等份。

用法　將以上兩味藥下篩，夜臥以水服五錢匕。

來源　《備急千金要方》

胡蘆巴

性味	味苦，性溫
歸經	歸腎、胃、心、肝、膀胱經

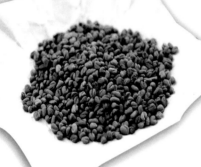

別名

苦豆、蘆巴、胡巴、季豆、小木夏、香豆子

藥材來源

為豆科植物，胡蘆巴的種子。

藥材選購

胡蘆巴以其種子入藥，一般為斜方形或矩形，表面黃綠色或黃棕色，質地較堅硬不易破碎。

單方

主治 小腸氣痛。

用法 將胡蘆巴炒過，研成細末，每次以茴香酒送服 2 錢。

來源 《本草綱目》

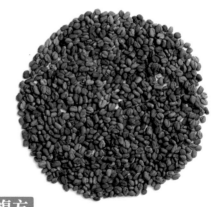

複方

主治 腎臟虛冷，腹脅脹滿。

用料 胡蘆巴（炒）二兩，熟附子、硫黃各七錢五分。

用法 將以上藥材一同研為末，加酒和成丸，每次以鹽湯送服三十到四十丸。

來源 《本草綱目》

鹿角

性味	味鹹，性溫，無毒
歸經	歸肝、腎、心經

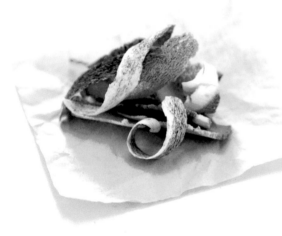

別名

斑龍角、鹿角

藥材來源

為鹿科動物梅花鹿或馬鹿，已骨化的老角。

使用注意

陰虛陽亢的人不要服用，胃火牙痛的人也不宜服用。

藥材選購

梅花鹿與馬鹿的角皆可入藥，一般都是用已骨化的老角。選購梅花鹿角時以角表面黃棕色或灰棕色、枝端灰白色、頂部為白色或灰黃色且有光澤的乾品為優。

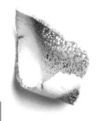

常用方

主治 婦人乳癰或瘡，久不癒，出膿疼痛不可忍。

用料 鹿角 60 克，甘草 15 克。

用法 以上藥材研末過篩，用雞子黃加濕，調敷患處，每天三次。

來源 《備急千金要方》

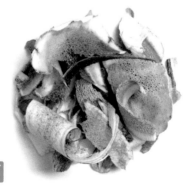

複方

主治 少小吐痢。

用料 血餘炭（亂髮）半兩（燒），鹿角六銖。

用法 將以上兩味中藥共研為末，米汁服一寸匕，日三服。

來源 《備急千金要方》

鹿角膠

性味	味甘、鹹,性溫,無毒
歸經	歸肝、腎、肺、脾經

別名

白膠、鹿膠

藥材來源

為鹿科動物梅花鹿或馬鹿的角,煎熬而成的膠塊。

使用注意

腎虛有火、上焦痰熱以及胃家有火者不宜服用。

藥材選購

鹿角膠為鹿角熬製成的膠塊,可入藥。選購時以棕黃色、半透明且切面整齊而平滑、沒有腥臭氣的乾品為優。

常用方

主治 房勞,小便尿血。

用料 鹿角膠15克,血餘炭(油頭髮灰)、沒藥(另研)各9克,白茅根汁適量。

用法 以上藥材研末,用白茅根汁打糊為丸,如梧桐子大。每服50丸,空腹時鹽湯送下。

來源 《重訂嚴氏濟生方》

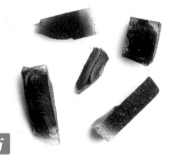

複方

主治 頭目眩冒,心中煩鬱,驚悸狂癲。

用料 山藥二十八分,桂心、大豆黃卷、鹿角膠各七分,當歸、神麴、人參、乾地黃各十分,防風、黃芩、麥冬、芍藥、白朮各六分,甘草二十分,柴胡、桔梗、茯苓、杏仁、川芎各五分,白蘞、乾薑各三分,大棗一百枚取膏。

用法 將以上所有中藥(除大棗)共研為末,和白蜜、棗膏,丸如彈丸,先食服一丸,日三服。

來源 《備急千金要方》

仙茅

性味	味辛，性溫，有毒
歸經	歸腎、肺、肝經

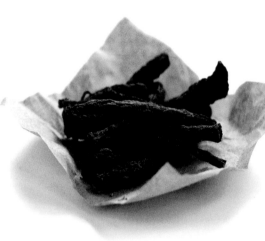

🌿 別名

獨茅根、茅爪子、婆羅門參

📍 藥材來源

為石蒜科植物仙茅的根莖。

❗ 使用注意

凡陰虛火旺者忌服。

🛒 藥材選購

仙茅以其根莖入藥，根莖一般為圓柱形，略彎曲。選購時以根條粗長、質地堅脆、表面黑褐色的乾品為優。

常用方

主治 背膊手足頭目筋脈虛掣，一切風證，疼痛不可忍者。

用料 仙茅一兩，陳皮、枳殼（麩炒）、厚朴（薑制）、官桂、秦艽各一錢，當歸、白茯苓、白芍、白芷、川芎、半夏曲各一錢半，麻黃（不去節）二錢半，沒藥、甘草、川烏（炮）各半兩，白薑、乳香、獨活各二錢，全蠍七枚，麝香半錢。

用法 以上藥材除桂、芷、麝、乳、沒，其他並炒轉色，再加入不炒的藥，一起研為末，每次服三大錢，炒大黑豆同木瓜浸酒，旋溫調服，不拘時候。

來源 《奇效良方》

複方

主治 陽痿精寒、腰膝風冷、筋骨痿痹等症。

用料 仙茅二斤，蒼朮二斤，枸杞子一斤，車前子十二兩，白茯苓（去皮）、茴香（炒）、柏子仁（去殼）各八兩，生地黃（焙）、熟地黃（焙）各四兩。

用法 將仙茅放入淘糯米水中浸五天，取出刮銼，陰乾；將蒼朮放入淘米水中浸五天，取出刮皮，焙乾；取這樣製過的仙茅、蒼朮各一斤，枸杞子、車前子、白茯苓、茴香、柏子仁、生地黃、熟地黃一起研細，加酒煮糊做成丸，如梧子大。每次飯前以溫酒送服五十丸，一天服兩次。

來源 《本草綱目》

鹿茸

性味	味甘、鹹，性溫，無毒
歸經	歸肝、腎、心經

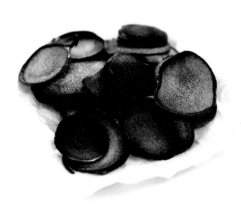

別名

花鹿茸、黃毛茸、花茸、馬鹿茸、青毛茸

藥材來源

為鹿科動物梅花鹿或馬鹿，尚未骨化的幼角。

使用注意

患有高血壓、腎炎、肝炎的人不要服用；陰虛陽亢、肝陽上亢的人，也不宜服用。

藥材選購

鹿茸為梅花鹿或馬鹿的尚未骨化的幼角。選購時可根據不同的品種進行選擇。梅花鹿鹿茸一般呈圓柱狀分枝，根據分枝的多少分為二杠、三岔等。二杠外皮紅棕色或棕色，表面光潤，鋸口黃白色，有腥味。三岔外皮一般為紅黃色，比較重且沒腥氣。

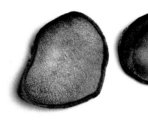

單方

主治 腰膝疼痛。

用法 將鹿茸塗上酥油，炙至紫色，研成末，每次以酒送服一錢。

來源 《本草綱目》

複方

主治 治風冷，補虛弱，亦主百病。

用料 地黃、蛇床子、山藥、牡蠣、天雄、遠志、杜仲、鹿茸、五味子、桂心、鹿銜草、石斛、車前子、菟絲子、雄雞肝、肉蓯蓉、未連蠶蛾各等分。

用法 將以上所有藥合搗為末，蜜丸如小豆大，酒服三丸。加至七丸。日三夜一。禁如常法。須令常有藥氣大益，人服藥十日以後，少少得強。

來源 《備急千金要方》

肉蓯蓉

性味	味甘、鹹,性溫
歸經	歸腎、大腸、脾、肝、膀胱經

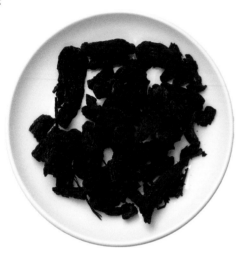

別名

肉鬆蓉、縱蓉、地精、金筍、大芸

藥材來源

為列當科植物肉蓯蓉或蓯蓉、迷肉蓯蓉等的肉質莖。

使用注意

脾虛便溏、實熱便結、心火旺盛者皆忌服。

藥材選購

肉蓯蓉以其肉質莖入藥,肉蓯蓉品種較多,如甜蓯蓉、鹽蓯蓉等。選購蓯蓉莖時以莖粗長、肉質厚、顏色棕褐色、柔嫩滋潤的乾品為優。

單方

主治 破傷風。

用法 將肉蓯蓉切片,曬乾,用一小盞,底上穿孔,燒煙於瘡上熏之,連續幾次即可見效。

來源 《本草綱目》

複方

主治 所食不消、胃氣不平。

用料 麥冬三斤,地黃、石韋各一斤,紫菀、甘草、阿膠、杜仲、五味子、肉蓯蓉、遠志、茯苓、天雄各半斤。

用法 將以上所有藥共研為末,蜜丸如梧子,食上飲若酒服十丸,日再,加至二十丸。

來源 《備急千金要方》

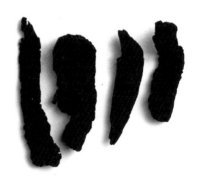

鎖陽

性味	味甘，性溫，無毒
歸經	歸肝、腎、大腸經

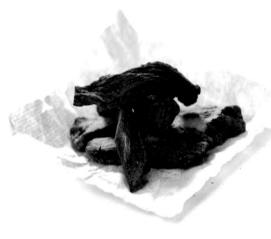

🌿 別名

瑣陽、不老藥、鏽鐵棒、地毛球、黃
骨狼、羊鎖不拉

📍 藥材來源

為鎖陽科植物鎖陽的全草。

❗ 使用注意

陰虛火旺、實熱便秘、脾虛泄瀉者不
要服用。

🛒 藥材選購

鎖陽以全草入藥，選購時以植株肥大、質地
堅實、顏色為紅色、斷麵粉性足且不顯筋脈
的乾品為優。

常用方

主治 肝腎陰虛，精血不足，筋骨軟弱，腿
足消瘦，行走無力，舌紅少苔，脈細弱，現
用於脊髓灰質炎後遺症，慢性關節炎，中風
後遺症而屬肝腎不足者。

用料 黃柏250克（酒炒），龜甲120克（酒
炙），知母60克（酒炒），熟地黃、陳皮、
白芍各60克，鎖陽45克，虎骨（以狗骨代）
30克（炙），乾薑15克。

用法 所有藥材共研為末，加酒調糊成丸或
粥丸，每丸重9克，每次1丸，日服兩次。
空腹淡鹽湯或溫開水送下。

來源 《丹溪心法》

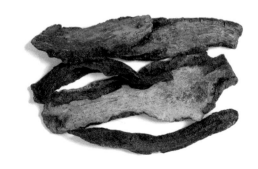

益智

性味	味辛，性溫，無毒
歸經	歸脾、腎、胃、肝、肺經

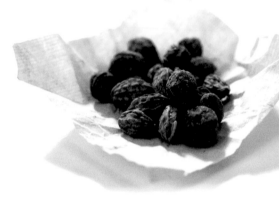

別名

益智子

藥材來源

薑科植物益智的果實。

使用注意

陰虛陽亢或因熱患上遺滑崩帶的人不要服用。

藥材選購

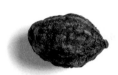

益智為益智的果實，可入藥。果實一般為紡錘形或橢圓形，選購時以果實大而飽滿、臭味濃烈的乾品為優。

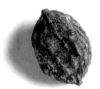

常用方

主治 脾胃虛寒，腸澼下血，或血色紫黑，腹部冷痛，得熱物熨之則減輕，右關脈弦，按之無力者。

用料 肉桂 0.3 克，桂枝 1.2 克，牡丹皮、柴胡、葛根、益智、半夏各 1.5 克，當歸身、炙甘草、黃耆、升麻各 3 克，白芍 4.5 克，乾薑少許。

用法 以上藥材共研為粗末，加水 450 毫升，煎至 150 毫升，去渣，空腹時溫服。

來源 《蘭室秘藏》

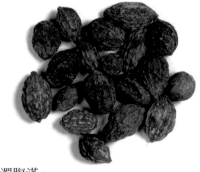

複方

主治 白濁腹滿。

用料 益智（鹽水浸，炒）、厚朴（薑汁炒）等份，薑三片，棗一枚。

用法 將以上所有材料用水煎服。

來源 《本草綱目》

三七

性味	味甘、微苦；性溫
歸經	歸肝、胃經

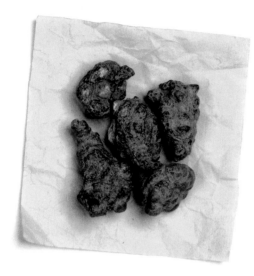

別名

山漆、金不換、血參、人參三七

藥材來源

為五加科植物三七的根。

使用注意

孕婦忌服。

藥材選購

三七以其根莖入藥，其根一般為類圓錐形或紡錘形，選購時以根體重、質地堅、表面光滑、斷面灰綠色或綠色的乾品為優。

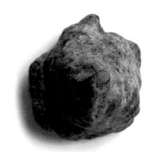

單方

主治　吐血、咳血不止。

用法　將一錢三七切細搗爛，以米湯送服。

來源　《本草綱目》

常用方

主治　虎咬蟲傷。

用法　將三七研細，每次以米湯送服三錢，另外取三七嚼爛後塗傷處。

來源　《本草綱目》

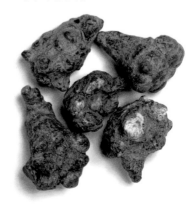

當歸

性味	味甘、辛，性溫，無毒
歸經	歸心、肝、脾經

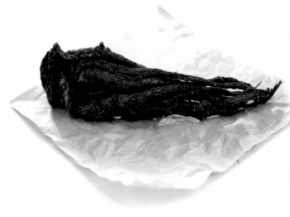

🌿 別名

乾歸、秦歸、雲歸

📍 藥材來源

為繖形科植物當歸的根。

❗ 使用注意

不宜用量過大，服用後，可能有疲倦、瞌睡等反應；有些患者在用當歸注射液穴位注射後可能引起過敏性休克，要特別注意；不可服用當歸的精華油，因為其有少量的致癌物質；兒童、孕婦不宜服用當歸；慢性腹瀉或腹部發脹的人不宜服用當歸；熱盛出血的人不宜服用當歸。

🛒 藥材選購

當歸以其根部入藥，選購時以主根粗大、身長、枝根少、斷面黃白色、氣味濃烈的乾品為優。主根短而小、枝根多、斷面為紅棕色的乾品為次等品。

單方

主治 鼻血不止。

用法 將當歸焙乾，研細，每次以米湯送服一錢。

來源 《本草綱目》

複方

主治 婦人寒疝、虛勞不足、產後腹中絞痛。

用料 當歸二兩，生薑五兩，芍藥二兩（《子母秘錄》作甘草），羊肉一斤。

用法 將以上中藥搗碎，以水八升煮羊肉，熟取汁煎藥，得三升，適寒溫服七合，日三。

來源 《備急千金要方》

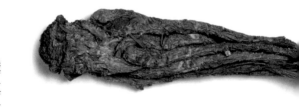

阿膠

性味	味甘,性平
歸經	歸肺、肝、腎經

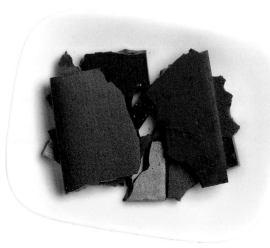

🍃 別名

傅致膠、盆覆膠、驢皮膠、阿膠珠、膠珠

📍 藥材來源

為馬科動物驢的皮去毛後,熬製而成的膠塊。

❗ 使用注意

脾胃虛弱者,嘔吐泄瀉者禁服。

🛒 藥材選購

阿膠為驢皮去毛後熬成的膠塊,一般為長方形的塊狀。選購時以顏色烏黑光亮、透明而沒有腥臭氣、不易變軟的乾品為優。

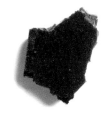

單方

主治 月經不斷。

用法 將阿膠炒焦研為粉末,以酒送服 2 錢。

來源 《本草綱目》

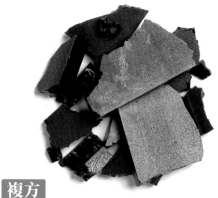

複方

主治 吐血內崩上氣面色如土。

用料 乾薑、阿膠、側柏葉各取二兩,艾葉一把。

用法 將以上中藥搗碎,以水五升煮取一升,納馬通汁一升,煮取一升,頓服。仲景名柏葉湯,不用阿膠;《肘後備急方》不用側柏葉。

來源 《備急千金要方》

何首烏

性味	味苦、甘、澀,性微溫
歸經	歸肝、膽、三焦、肺、脾、腎經

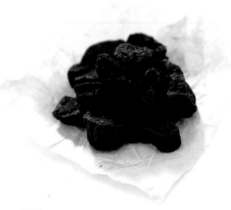

別名

首烏、陳知白、紅內消、黃花烏根、夜合、蛇草、伸頭草、紫烏藤

藥材來源

為蓼科植物何首烏的塊根。

使用注意

大便清泄以及有濕痰的人不宜服用。

藥材選購

何首烏以其塊根入藥,選購時以塊根質重、堅實、紅褐色、粉性足的乾品為優。

單方

主治 破傷血出。

用法 將何首烏研末敷到患處。

來源 《本草綱目》

複方

主治 細癬。

用料 蛇床子、白鹽(一作白堊)、羊蹄根各一升,赤葛根、苦參、石菖蒲各半斤,黃連、莽草各三兩。

用法 將以上八味中藥搗碎,以水七升,煮取三升,適寒溫以洗身,如炊一石米頃為佳,澄清後,當微溫用之,滿三日止。

來源 《備急千金要方》

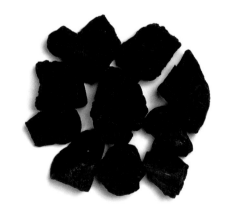

龍眼肉

性味	味甘，性溫，無毒
歸經	歸心、脾經

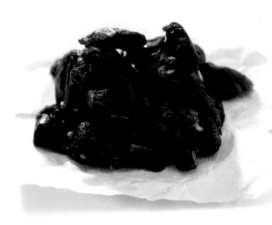

別名

蜜脾、龍眼乾、桂圓肉、元肉、龍目、
比目、圓眼、桂圓

藥材來源

為無患子科植物龍眼的假種皮。

使用注意

胃熱有痰、有火者不宜服用；肺部受
寒咳痰帶血者不宜服用。

藥材選購

龍眼肉可入藥，一般為不規則塊、片。選購
時以肉厚且片大、肉質細軟、顏色棕黃、甜
味濃的半透明乾品為優。

常用方

主治 心中氣血虛損，兼心下停有痰飲，致
驚悸不眠。

用料 龍眼肉 18 克，酸棗仁（炒，搗）12
克，生龍骨（搗末）15 克，生牡蠣（搗末）
15 克，清半夏 9 克，茯苓片 9 克，生赭石（軋
細）12 克。

用法 水煎服。

來源 《醫學衷中參西錄》

複方

主治 思慮過度，勞傷心脾，健忘怔忡，虛
煩不眠，自汗驚悸。

用料 龍眼肉、酸棗仁（炒）、黃耆（炙）、
白朮（焙）、茯神各一兩，木香半兩，炙甘
草二錢半，薑三片，棗一枚，水二盅。

用法 將龍眼肉、酸棗仁（炒）、黃耆
（炙）、白朮（焙）、茯神、木香、炙甘草
切細。各藥配齊後，每服五錢，加薑三片、
棗一枚、水二盅，煎成一盅，溫服。此方名
「歸脾湯」。

來源 《本草綱目》

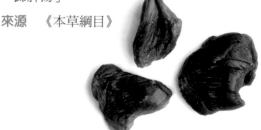

熟地黃

性味	味甘，性微溫
歸經	歸肝、腎經

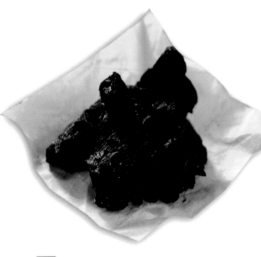

🍃 別名

熟地、大熟地黃、熟地炭

📍 藥材來源

為玄參科植物地黃或懷慶地黃的根莖，經加工蒸曬而成。

❗ 使用注意

脾胃虛弱者不宜服用；腹瀉或腹脹者不宜服用；氣滯痰多者不宜服用。

🛒 藥材選購

熟地黃為地黃的根莖加工後蒸曬而成，可入藥，一般為不規則的塊狀。選購時以質地柔軟、內外為黑色、黏性較大的乾品為優。

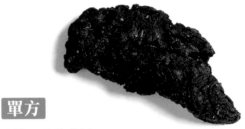

單方

主治 病後虛汗。

用法 將五兩熟地黃加三碗水煎成一碗，分三次服，一天內服完。

來源 《本草綱目》

複方

主治 明目補腎。

用料 生地黃、熟地黃各二兩，川椒紅一兩。

用法 將以上所有材料共研為末，加蜜和成丸，如梧子大。每服三十丸，空心服，鹽湯送下。

來源 《本草綱目》

百合

性味	味甘、微苦，性平，無毒
歸經	歸心、肺經

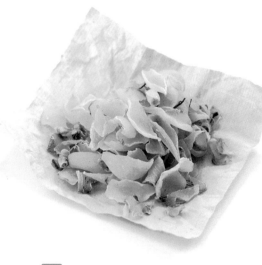

別名

白百合、夜合花、白花百合、線葉百合、卷蓮花、燈傘花散蓮花、紅岩百合

藥材來源

為百合科植物百合、細葉百合、麝香百合及其同屬多種植物鱗莖的鱗葉。

使用注意

風寒咳嗽的人不宜服用；中寒腹瀉的人不宜服用。

藥材選購

百合以其鱗葉入藥，鱗葉葉片厚而均勻、質地堅實、筋脈少、顏色黃白的乾品為優。

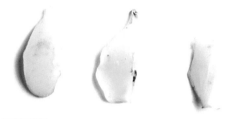

單方

主治 肺病吐血。

用法 將百合搗成汁，以水送服，或煮百合吃也可以。

來源 《本草綱目》

複方

主治 百合病發熱。

用料 百合一兩，滑石三兩。

用法 將以上兩味藥下篩，飲服方寸匕，日三次，當微利，利止勿複服，熱即除，一本雲治百合病小便赤澀、臍下堅急。

來源 《備急千金要方》

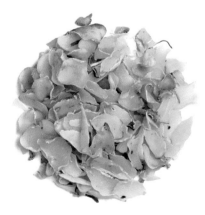

北沙參

性味	味甘、苦、淡，性微寒，無毒
歸經	歸肺、胃、脾經

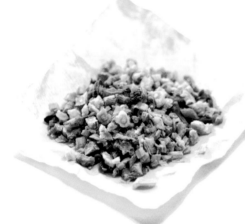

別名

海沙參、銀條參、遼沙參、野香菜根、真北沙參、珊瑚菜、沙參、解沙參

藥材來源

繖形科植物珊瑚菜的根。

使用注意

肺胃虛弱者，風寒咳嗽者不宜服用。

藥材選購

北沙參以其根部入藥，根呈圓柱形或條直狀，選購時以根條均勻細長、質地堅實、根皮白色的乾品為優。

單方

主治 肺熱咳嗽。

用法 將半兩沙參水煎服用。

來源 《本草綱目》

複方

主治 傷寒頭痛項強、身熱、腰脊痛，往來有時。

用料 乾薑、防風、沙參、細辛、白朮、人參、蜀椒、茯苓、麻黃、黃芩、赭石、桔梗、吳茱萸各一兩、附子二兩。

用法 將以上十四味下篩，先食酒服一錢匕，日三。

來源 《備急千金要方》

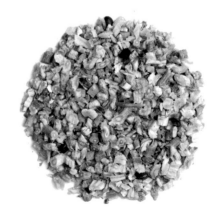

鱉甲

性味	味鹹，性寒，無毒
歸經	歸肝、脾、腎經

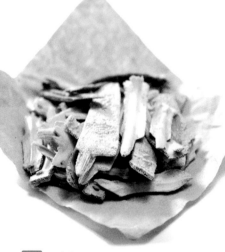

別名

上甲、鱉殼、團魚甲、鱉蓋子

藥材來源

為鱉科動物中華鱉的背甲。

使用注意

孕婦禁用；凡是陰虛胃弱、陰虛泄瀉、產後泄瀉、產後飲食不消化及厭食嘔惡的人不宜服用。

藥材選購

鱉甲為鱉的背甲，可入藥。選購時以背甲大而厚、潔淨沒有殘肉、臭味的乾品為優。

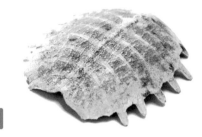

單方

主治 突然腰痛，不可俯仰。

用法 將鱉甲燒過，研為末，每次以酒送服一匙。

來源 《本草綱目》

複方

主治 身體虛脹如微腫，胸心痞滿，有氣壯熱，小腹厚重，兩腳弱。

用料 鱉甲、黃芩、升麻、麻黃、羚羊角、桂心、杏仁各三兩，前胡四兩，烏梅二十枚，薤白三十枚。

用法 將以上十味藥搗碎，煮取二升七合，分三服，若體強壯欲須利者，加大黃二兩。

來源 《備急千金要方》

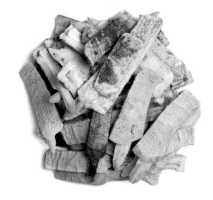

枳椇子

性味	味甘、酸,性平,無毒
歸經	歸心、脾、肺經

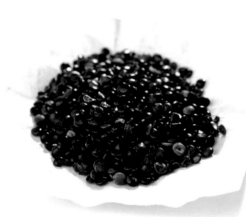

🍃 別名

木蜜、樹蜜、木餳、白石木子、
蜜屈律、雞距子

📍 藥材來源

為鼠李科植物北枳椇、枳椇和毛枳椇
的帶有肉質果柄的果實或種子。

❗ 使用注意

脾胃虛寒者禁用。

🛒 藥材選購

枳椇子以其果實或種子入藥,一般分為北枳
子和毛果枳子。選購時皆以種子飽滿、表皮
有光澤者為優。

單方

主治	小兒驚風。
用法	枳椇子一兩,水煎服。
來源	《湖南藥物志》

複方

主治	手足抽搐。
用料	枳椇子五錢,四匹瓦五錢,蛇莓五錢。
用法	將以上藥材水煎服。
來源	《湖南藥物志》

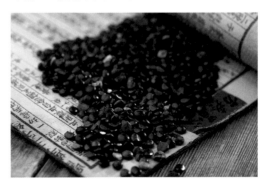

黑芝麻

性味	味甘，性平
歸經	歸肝、腎、肺、脾、大腸經

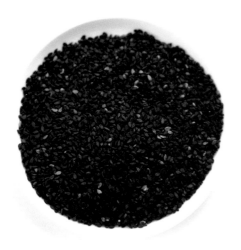

別名

巨勝、脂麻

藥材來源

為胡麻科植物脂麻的乾燥成熟種子。

使用注意

患有慢性腸炎的人不宜服用，便溏腹瀉的人不宜服用。

藥材選購

黑芝麻以其黑色種子入藥。種子一般為扁卵圓形。選購時以種粒大而飽滿、顏色黑、顆粒均勻、味濃而沒有雜質的乾品為優。

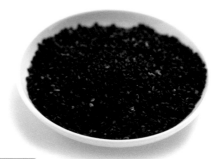

常用方

主治　肌表不固，太陽受風，巔頂作痛，鼻竅微塞，時流清涕。

用料　香附6克，白芷1.8克，當歸4.5克，川芎2.4克，防風3克，桑葉3克，菊花6克，蟬蛻3克，蔓荊子4.5克，桔梗3克，黑芝麻9克。

用法　水煎服。

來源　《醫醇義》

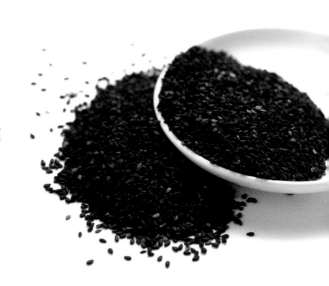

麥冬

性味	味甘、微苦，性微寒
歸經	歸心、肺、胃經

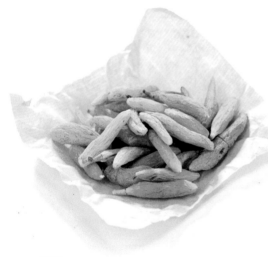

別名

麥門冬、川麥冬、忍冬草根不死藥、
不死草、階前草、書帶草、秀墩草、
馬糞草、家邊草

藥材來源

為百合科植物麥冬的乾燥塊根。

使用注意

脾胃虛寒泄瀉者，風寒咳嗽者，濕濁中
阻者不宜服用。

藥材選購

麥冬以塊根入藥，選購時以塊根大而肥壯、
質地柔嫩、色白而有香氣、半透明且乾燥無
鬚根的乾品為優。

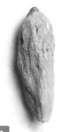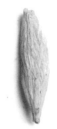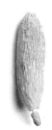

單方

主治 齒縫出血。

用法 將麥冬煎湯漱口。

來源 《本草綱目》

複方

主治 膈上熱。

用料 苦參十兩，玄參五兩，麥冬三兩，車
前子二兩。

用法 將以上四味藥共研為末，做蜜丸如梧
子，一服十五丸，日二服。

來源 《備急千金要方》

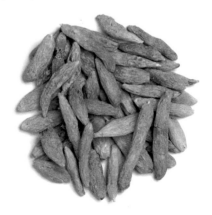

女貞子

性味	味苦、甘，性涼，無毒
歸經	歸肝、胃、肺經

🍃 別名

女貞、楨木、女貞木、冬青、蠟樹、
將軍樹、水蠟樹、白蠟樹

📍 藥材來源

為木犀科植物，女貞的果實。

❗ 使用注意

脾胃虛弱、陽虛泄瀉的人不宜服用。

🛒 藥材選購

女貞子為果實入藥，果實一般為卵形或橢圓形，選購時以顆粒大而飽滿、顏色黑紫的乾品為優。

單方

主治 虛病百損、久服發白變黑，返老還童。

用料 女貞實（十月上巳日收，陰乾，用時以酒浸一日，蒸透曬乾）一斤四兩，墨旱蓮（五月收，陰乾）十兩（為末），桑椹（三月收，陰乾）十兩。

用法 上藥共研為末，煉蜜丸如梧桐子大。每服七八十丸，淡鹽湯下。若四月蓮搗汁和藥，即不用蜜矣。

來源 《本草綱目》

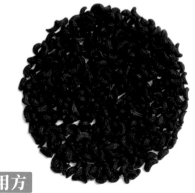

常用方

主治 神經衰弱。

用料 女貞子、鱧腸、桑椹各五錢至一兩。

用法 水煎服。

來源 《浙江民間常用草藥》

桑椹

性味	味甘、酸，性寒
歸經	歸心、肝、腎經

🍃 別名

葚桑實、烏椹、黑椹、桑棗、桑葚子、桑果、桑粒

📍 藥材來源

為桑科植物桑的果穗。

❗ 使用注意

桑椹不成熟的時候不能吃，熬的時候忌用鐵器。過食容易患上溶血性腸炎，青少年兒童不宜多吃桑椹。糖尿病患者不宜吃，脾胃虛弱便溏者也不宜吃。

🛒 藥材選購

桑椹為桑的果穗，可入藥。選購時以個大而飽滿、果肉厚、顏色紫紅、糖性多的乾品為優。

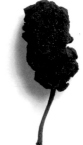

單方

主治 赤禿。

用法 將黑椹搗爛成汁，每次服用三升，每天服用 3 次。

來源 《備急千金要方》

常用方

主治 年老體弱，諸般不足。

用料 蝙蝠 10 個（搗爛，曬乾），紫黑桑椹 2.4 升（取汁，渣曬乾），杜仲、童子發各 180 克，天冬 90 克，黃精（蜜蒸，曬九次）、何首烏、熟地黃、川椒各 120 克，枸杞子、當歸各 60 克（為末），墨旱蓮、秋石丹、延胡索各 120 克（為末，用桑椹汁拌三味，曬蒸三次，酒煮）。

用法 以上藥材研為末，打糊為梧桐子大的丸，每次服用不拘多少，隨便飲下。

來源 《醫學入門》

石斛

性味	味甘、淡、微鹹，性寒
歸經	歸胃、肺、腎經

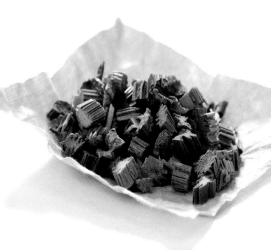

🍃 別名

林蘭、金釵花、千年潤、黃草、吊蘭花、小黃草、美花石斛、小美石斛、矮石斛、黑節草

📍 藥材來源

為蘭科植物，金釵石斛或其多種同屬植物的莖。

❗ 使用注意

脾胃虛弱的人不宜服用石斛；濕溫病未化燥的人不宜服用；熱病早期陰未傷的人不宜服用。

🛒 藥材選購

石斛以其根莖入藥，藥用石斛根莖根據品種及加工方法的不同可分為金釵石斛、黃草石斛、小黃草石斛、耳環石斛等。選購時根據不同品種進行選購。如金釵石斛，選購時以根莖長、質地緻密、顏色金黃、有光澤的乾品為優。

常用方

主治 麻疹後期，胃熱津傷，脾氣虛弱，嘔吐，不欲飲食，口乾作渴，舌質紅，苔薄膩，脈虛數。

用料 石斛、茯苓、橘皮、枳殼、扁豆、藿香、牡丹皮、赤芍各等份，甘草減半。

用法 以上藥材搗散，每次 9 ～ 12 克，加生薑 1 片，水煎服。

來源 《張氏醫通》

複方

主治 腹中雷鳴，時時瀉痢，或閉或痢，面目腫，心下憒憒，不欲語，憎聞聲。

用料 乾地黃五分，巴戟天半兩，甘草、麥冬、人參、肉蓯蓉、石斛、五味子、桂心、茯苓、附子各一兩半，菟絲子、山茱萸各五分，遠志半兩，地麥五分。

用法 將以上所有藥下篩，酒服方寸匕，日三。無所禁，石斛散。

來源 《備急千金要方》

貓爪草

性味	味甘、辛,性溫,無毒
歸經	歸肝、肺經

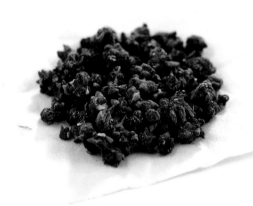

📑 別名

貓爪兒草、三散草

📍 藥材來源

為毛茛科植物,小毛茛的塊根。

❗ 使用注意

孕婦及哺乳期婦女忌服。

🛒 藥材選購

貓爪草以其塊根入藥,乾燥的塊根為紡錘形,選購時以質地堅實飽滿、顏色為黃褐色的乾品為優。

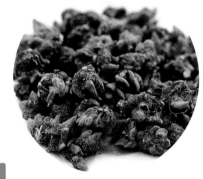

單方

主治　肺結核。

用法　將二兩貓爪草水煎,分兩次服用。

來源　《河南中草藥手冊》

複方

主治　瘰癧。

用料　貓爪草、夏枯草各適量。

用法　將以上藥材水煮,過濾取汁,再熬成膏,貼患處。

來源　《河南中草藥手冊》

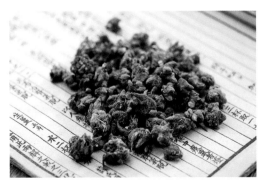

玉竹

性味	味甘,性平
歸經	歸肺、胃、腎經

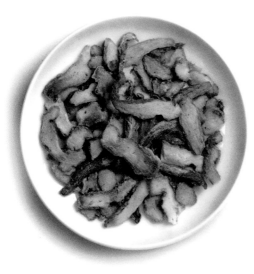

🍃 別名

葳蕤、馬熏、女草、娃草、麗草、玉術、萎香、小筆管菜、山玉竹、十樣錯、炙玉竹、肥玉竹

📍 藥材來源

為百合科植物,玉竹的根莖。

❗ 使用注意

痰濕氣滯者忌服,脾虛便溏者慎服。

🛒 藥材選購

玉竹以其根莖入藥,一般為細長圓柱形,選購時以根條長、根肉肥、顏色黃白且表皮柔潤有光澤的乾品為優。

單方

主治 小便澀,發熱口乾。

用法 將五兩玉竹煎水服用。

來源 《本草綱目》

複方

主治 傷寒三四日不瘥,身體煩毒而熱。

用料 葛根八兩,龍膽、大青葉各半兩,升麻、石膏、玉竹各一兩,甘草、桂心、芍藥、黃芩、麻黃各二兩,生薑二兩。

用法 將以上所有材料搗碎,以水一鬥煮葛根取八升,納餘藥煮取三升,分四服,日三夜一。

來源 《備急千金要方》

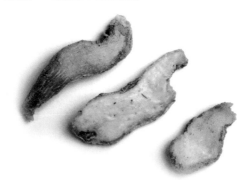

第十七章

收澀藥

收澀藥是指以收斂固澀為主要功用的藥物。

收澀藥多有酸澀之味，分別具有斂汗、止瀉、固精、縮尿、止咳等作用，主要用於治療久病體虛、元氣不固所致的自汗、盜汗、瀉痢、脫肛等各種滑脫不禁的證候。

分心木

性味	味苦、澀；性平
歸經	歸脾、腎經

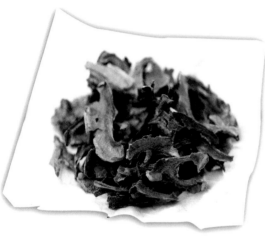

🍃 別名

胡桃衣、胡桃夾、胡桃隔、核桃隔

📍 藥材來源

胡桃科植物胡桃果核內的木質隔膜。

🛒 藥材選購

分心木為胡桃果核內的木質隔膜，一般呈薄片狀，可入藥。選購時以片大、質地較薄、顏色為黃色的乾品為優。

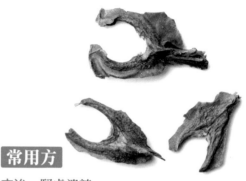

常用方

主治　腎虛遺精。

用料　分心木二錢，芡實四錢，枸杞子四錢，補骨脂三錢，牡蠣八錢。

用法　水煎服。

來源　《山東中草藥手冊》

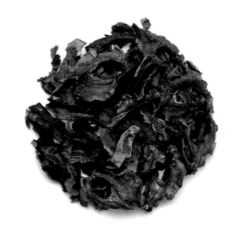

浮小麥

性味	味甘;性涼
歸經	歸心經

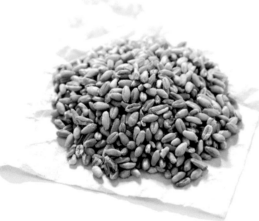

🍃 別名

浮水麥,浮麥

📍 藥材來源

禾本科小麥屬植物小麥的乾燥、輕浮、癟瘦的果實。

❗ 使用注意

無汗煩躁者或虛脫汗出者忌服。

🛒 藥材選購

浮小麥為小麥的輕浮癟瘦的果實,經過處理曬乾後用以入藥。選購時以顆粒均勻、癟瘦輕浮、表面有光澤的乾品為優。

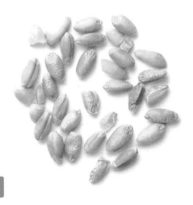

常用方

主治 內熱而表不和,所致之自汗盜汗。

用料 生石膏 30 克,地骨皮 12 克,浮小麥 30 克,糯稻根 30 克,知母 1.0 克。

用法 水煎服。

來源 《溫病芻言》

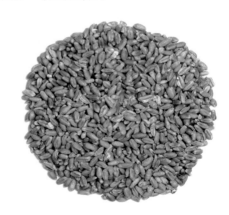

覆盆子

性味	味甘、酸；性平；無毒
歸經	歸肝、腎經

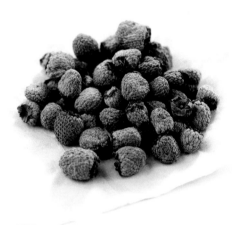

別名

覆盆、烏子、小託盤、山泡

藥材來源

為薔薇科植物掌葉覆盆子的果實。

使用注意

腎虛有火、小便短澀者忌服。

藥材選購

覆盆子以其果實入藥，一般呈圓錐形或類球形。選購時以顆粒完整而飽滿、顏色黃綠色、並且含有酸味的乾品為優。

常用方

主治 口乾燥內消。

用料 酸棗仁一升五合，酸安石榴子五合，覆盆子、葛根各三兩，瓜蔞根、茯苓各三兩半，桂心一兩六銖，烏梅五十枚。

用法 以上各味為末，蜜丸，口含化，不限晝夜，以口中有津液為度，服盡複取含，無忌。

來源 《聖濟總錄》

複方

主治 五勞七傷羸瘦。

用料 覆盆子十一分，肉蓯蓉、巴戟天、白龍骨、五味子、鹿茸、茯苓、天雄、續斷、山藥、白石英各十分，乾地黃八分，菟絲子十一分，蛇床子五分，遠志、乾薑各六分。

用法 將以上十六味藥共研為末，蜜丸如梧子，酒服十五丸，日再，細細加至三十丸。慎生冷陳臭。

來源 《備急千金要方》

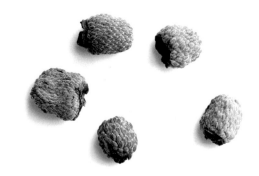

金櫻子

性味	味酸、甘、澀，性平
歸經	歸腎、膀胱、大腸經

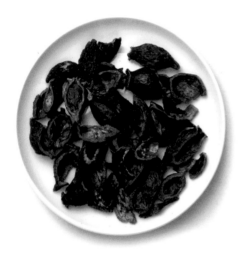

別名

糖罐子、刺頭、倒掛金鉤、黃茶瓶

藥材來源

為薔薇科植物金櫻子的乾燥成熟果實。

使用注意

發熱患者或感冒期間的患者不宜吃。

藥材選購

金櫻子以其成熟果實入藥，選購時以果大而飽滿、顏色紅黃、沒有毛刺的乾品為優。

常用方

主治 活血強身。

用料 金櫻子。

用法 霜後摘取金櫻子果實，入木臼中去刺，劈去核，以水淘洗後，再搗爛，放入大鍋水中熬煎。不得絕火。煎至水減半時，濾過，繼續熬煎成膏。每服一匙，用暖酒一碗調下。

來源 《本草綱目》

複方

主治 腎氣虧虛，精神衰弱，小便不禁，夢遺滑精，脾泄下痢。

用料 鮮金櫻子 5 千克（乾者 2.5 千克）。

用法 共煎兩次，蒸透去渣濾清，煉透濾過收膏，約成膏 620 克。每用 9 克，開水沖服。

來源 《中藥成方配本》

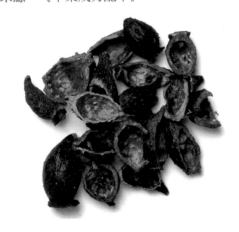

蓮子

性味	味甘，性平，無毒
歸經	歸心、腎、大腸經

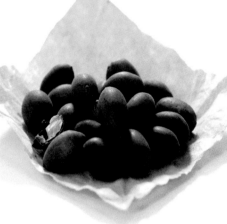

別名

藕實、水芝丹、蓮實、澤芝、蓮蓬子、
蓮肉

藥材來源

為睡蓮科植物蓮的成熟種子。

使用注意

大便燥的人不要服用，中滿痞脹的人
也不要服用。

藥材選購

蓮子為蓮的成熟種子，可以入藥。選購時以
大而飽滿、表面淺黃棕色、質地較硬的乾品
為優。

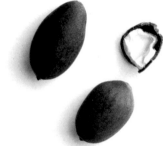

單方

主治 乾嘔不止。

用法 將 6 枚蓮子炒成赤黃色，研成末，以
半碗開水送服。

來源 《本草綱目》

複方

主治 心虛赤濁。

用料 蓮子六兩，炙甘草一兩。

用法 上藥共為末，每服一錢，燈心湯下。

來源 《本草綱目》

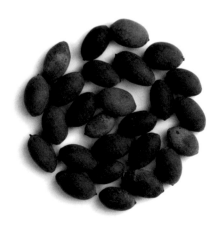

蓮子心

性味	味苦,性寒
歸經	歸心、肺、腎經

藥材選購

蓮子心即為蓮子中間的綠色胚根,曬乾後可入藥。選購時個大、顏色青綠、未經煮製的乾品為優。

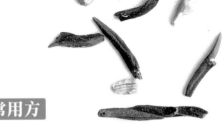

常用方

主治　勞心吐血。

用料　糯米 15 克,蓮子心 7 枚。

用法　以上藥材研為末,以酒送服,或以墨汁做丸服。

來源　《雜病源流犀燭》

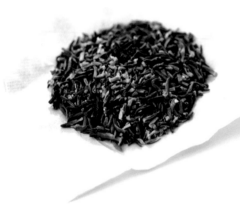

別名

蓮心

藥材來源

為睡蓮科植物蓮的成熟種子中間的綠色胚根(蓮心)。

使用注意

平時大便就乾結的人,或者腹部脹滿的人不宜服用。

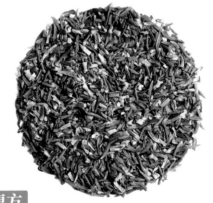

複方

主治　勞心吐血。

用料　蓮子心 7 個,糯米 21 粒。

用法　上味共為末,用酒送服。

來源　《本草綱目》

芡實

性味	味甘、澀，性平，無毒
歸經	歸脾、腎經

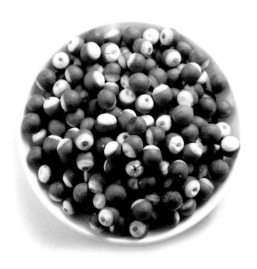

別名

卵菱、雞頭實、雁喙實、雞頭、雁頭、烏頭、刺蓮藕、雞頭果、雞嘴蓮、雞頭苞

藥材來源

為睡蓮科植物芡的成熟種仁。

使用注意

食滯不化者慎服，大小便不利者忌服。

藥材選購

芡實為芡的成熟種仁，可入藥。選購時以顆粒飽滿而均勻、斷面潔白、粉性較足、沒有碎末、沒有皮殼的乾品為優。

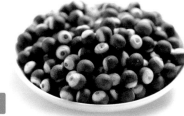

常用方

主治　慢性腎炎，脾腎俱虛型蛋白尿。

用料　芡實 30 克，白朮 12 克，茯苓 12 克，淮山藥 15 克，菟絲子 24 克，金櫻子 24 克，黃精 24 克，百合 18 克，枇杷葉 9 克，黨參 9 克。

用法　以上藥材加水 900 毫升，煎成 300 毫升，分兩次服，每日一劑。

來源　《岳美中醫案集》

複方

主治　白濁。

用料　芡實粉、白茯苓粉。

用法　取芡實粉、白茯苓粉，化黃蠟和蜜做丸。如梧子大。每服百丸，鹽湯送下。此方為「分清丸」。

來源　《本草綱目》

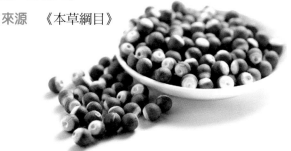

肉豆蔻

性味	味澀、辛,性溫,無毒
歸經	歸脾、大腸、肺、胃經

🌿 別名

迦拘勒、豆蔻、肉果

📍 藥材來源

為肉豆蔻科植物肉豆蔻的種子。

❗ 使用注意

忌用鐵器熬製。濕熱瀉痢者忌服。

🛒 藥材選購

肉豆蔻以其種仁入藥,種仁一般為卵圓形或橢圓形,選購時以種仁大而重、質地堅實、破裂後油性足的乾品為優。

單方

主治 脾痛脹滿。

用法 將 2 個肉豆蔻以酒煎服。

來源 《本草綱目》

複方

主治 口及身臭,令香,止煩散氣。

用料 肉豆蔻、丁香、藿香、零陵香、青木香、白芷、桂心各一兩,香附子二兩,甘松香、當歸各半兩,檳榔二枚。

用法 將以上十一味共研為末,蜜和丸,常含一丸(如大豆大),咽汁,日三夜一,亦可常含,咽汁,五日口香,十日體香,二七日衣香,三七日下風人聞香,四七日洗手水落地香,五七把他手亦香,慎五辛,下氣去臭。

來源 《備急千金要方》

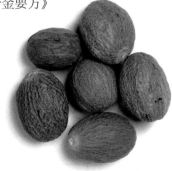

山茱萸

性味	味酸，性微溫，無毒
歸經	歸肝、腎經

別名

蜀棗、雞足、山萸肉、實棗兒，肉棗、棗皮、萸肉、藥棗

藥材來源

為山茱萸科植物，山茱萸的果肉。

使用注意

陽氣過盛者，小便淋瀝者忌服。

藥材選購

山茱萸以其果肉入藥，選購時以皮肉肥厚、無核、顏色紅、果肉油潤的乾品為優。

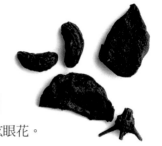

常用方

主治 頭眩眼花。

用料 明天麻、青皮、薄荷、柴胡、半夏各6克，山茱萸、龍膽、枳殼、黃連各3克。

用法 水煎溫服。

來源 《丹台玉案》

複方

主治 虛勞不足，大渴欲飲水，腰痛小腹拘急，小便不利。

用料 乾地黃八兩，山茱萸、山藥各四兩，澤瀉、牡丹皮、茯苓各三兩，桂心、附子各三兩。

用法 將以上八味共研為末，做蜜丸，如梧子大，酒下十五丸，日三，加至二十五丸。

來源 《備急千金要方》

石榴皮

性味	味酸、澀，性溫，有毒
歸經	歸大腸、肺、腎經

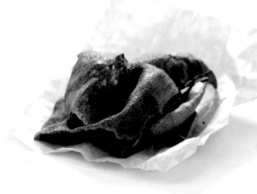

別名

石榴殼、酸石榴皮、酸榴皮、西榴皮、安石榴

藥材來源

為石榴科植物石榴的果皮。

使用注意

熬製忌用鐵器。痢疾未癒者忌服。

 藥材選購

石榴以其果皮入藥，選購時以皮大而厚、顏色紅褐色、乾淨整潔無雜質的乾品為優。

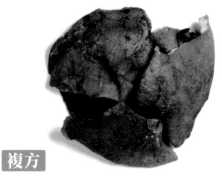

常用方

主治　久痢久瀉。

用法　將老石榴皮焙乾，研成末，每次以米湯送服 2 錢。

來源　《本草綱目》

複方

主治　妊娠下痢。

用料　酸石榴皮、黃芩、人參各三兩，欓皮四兩，粳米三合。

用法　以上藥材碎為小塊，用水七升，煮取二升半，分三次服用。

來源　《備急千金要方》

烏梅

性味	味酸、澀，性平，無毒
歸經	歸肝、脾、肺、大腸經

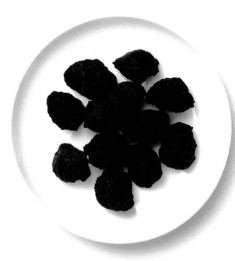

別名

梅實、熏梅、桔梅肉

藥材來源

為薔薇科植物，梅的乾燥近成熟果實。

使用注意

月經期的婦女以及產前產後者忌食；
感冒發熱，咳嗽痰多，胸膈痞悶者忌
食；菌痢、腸炎初期的病人者忌食。

藥材選購

烏梅以其乾燥近成熟
的果實入藥。選購時
以果實大而飽滿、果
肉厚而核小、果皮烏
黑色、柔潤、味酸的
乾品為優。

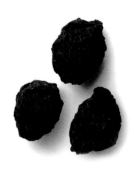

單方

主治　瀉痢口渴。

用法　將烏梅煎湯代茶飲用。

來源　《本草綱目》

複方

主治　目赤痛。

用料　甘竹葉二七枚，烏梅三枚，古錢三枚。

用法　將以上三味以水二升漬藥半日，煮二
沸，三上三下，得二合，臨欲眠，注目眥。

來源　《備急千金要方》

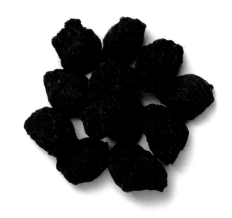

五倍子

性味	味酸、澀，性寒，無毒
歸經	歸肺、大腸、腎經

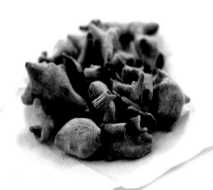

別名

文蛤、百蟲倉、木附子

藥材來源

為倍蚜科昆蟲角倍蚜或倍蛋蚜在其寄主鹽膚木、青麩楊或紅麩楊等樹上形成的蟲癭。

使用注意

外感風寒、肺熱咳嗽以及積滯未清痢疾的病人不要服用。

藥材選購

五倍子是一種蟲癭，可入藥。分為角倍和肚倍，肚倍的品質比角倍好，選購肚倍以個大而完整、皮厚、顏色灰棕色的乾品為優。

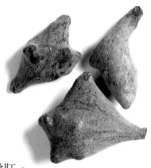

常用方

主治　痔瘡脫肛。

用料　五倍子、朴硝、桑寄生、蓮房、荊芥各 30 克。

用法　煎湯熏洗患處。

來源　《瘍科選粹》

複方

主治　刀傷出血。

用料　降真香、五倍子、銅花等份。

用法　將以上三味共研為末，敷傷處。

來源　《本草綱目》

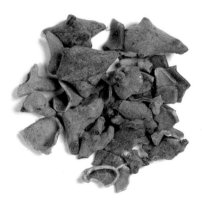

五味子

性味	味酸、甘，性溫，無毒
歸經	歸肺、心、大腸、腎經

別名

玄及、會及、五梅子、面藤子、
山花椒

藥材來源

木蘭科植物五味子的乾燥成熟果實。

使用注意

咳嗽初起、表邪未解、內有實熱的患
者及痧疹初發的患者不要服用。

藥材選購

五味子以其果實入藥，果實一般為球形或扁球
形。選購時以粒大、肉厚、果皮為紫紅色、有
油性、有光澤的乾品為優。

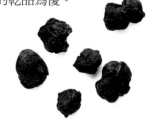

常用方

主治 久嗽脾虛，中氣怯弱，面白唇白者。

用料 人參 3 克，漂白尤 4.5 克，白雲苓 3
克，北五味子 1.5 克，杭麥冬 3 克，炙甘草
2.4 克。

用法 以上藥材加生薑 3 片，大棗 3 枚，水
煎，溫服。

來源 《幼幼集成》

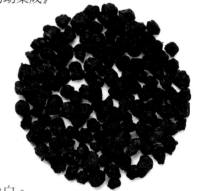

複方

主治 面色白。

用料 款冬花、桂心各二兩，桑白皮一斤，
生薑、五味子、鐘乳石各三兩，麥冬四兩，
粳米五合，大棗十枚。

用法 將以上九味搗碎，以水一鬥二升，先
煮粳米、大棗令熟，去之，納藥煎取二升。
分三服，溫服之。

來源 《備急千金要方》

海螵蛸

| 性味 | 味鹹、澀，性溫 |
| 歸經 | 歸肝、腎經 |

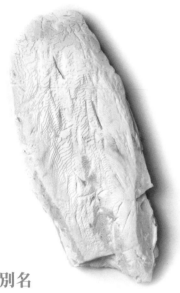

別名

烏賊骨、墨魚骨

藥材來源

為烏賊科動物無針烏賊或金烏賊的乾燥內殼。

使用注意

血病多熱者勿用。

藥材選購

海螵蛸為無針烏賊或金烏賊的乾燥內殼，可入藥。兩者皆為長橢圓形且扁平，選購時皆以體大而完整、顏色為白色、身乾者為優。

常用方

主治　胃病、吐酸。

用料　海螵蛸五錢，貝母、甘草各二錢，瓦楞子三錢。

用法　將以上藥材一同研為細末，每次服用二錢。

來源　《山東中草藥手冊》

複方

主治　咽喉疼痛。

用料　銀朱、海螵蛸各等份。

用法　以上藥材研為末，吹入喉中，涎流即痛止。

來源　《本草綱目》

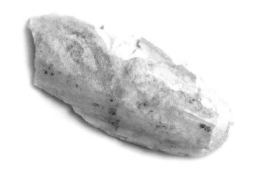

禹餘糧

性味	味甘、澀,性平
歸經	歸脾、胃、大腸經

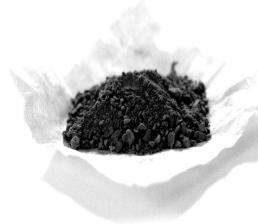

🛒 藥材選購

禹餘糧是一種礦石,可入藥。一般為不規則的斜方塊狀。選購時以塊完整不碎、表面赭褐色、斷層有紋理且沒有雜質的乾品為優。

常用方

主治 久瀉、久痢,腸滑不能收攝者。

用料 赤石脂取 30 克(碎),禹餘糧取 30 克(碎)。

用法 以上藥材加水 1.2 升,煮取 400 毫升,去渣,分三次溫服。

來源 《傷寒論》

複方

主治 食則欲嘔,泄溏下,口乾,四肢重,好怒,不欲聞人聲,忘誤喉痹。

用料 黃連一兩,禹餘糧二兩,白朮三兩,大麻子五兩,乾薑三兩,桑白皮八兩,大棗二十枚。

用法 將以上七味搗碎,以水一鬥二升煮取二升,分四服。

來源 《備急千金要方》

🍃 別名

石腦、禹哀、太一禹餘糧、白餘糧、禹糧石

📍 藥材來源

為氧化物類礦物褐鐵礦的一種礦石。

❗ 使用注意

孕婦慎用,有實證者忌服。實證就是人體受外邪侵襲,或因痰火等阻滯而引起的證候,如面紅、氣粗等。

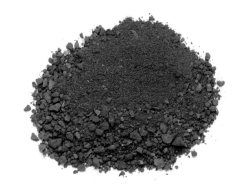

蓮房

性味	味苦、澀，性溫，無毒
歸經	歸肝、脾經

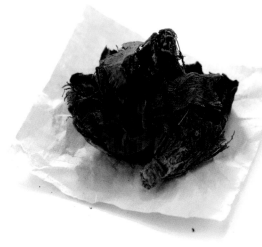

別名

蓮蓬殼、蓮殼

藥材來源

為睡蓮科植物蓮的成熟花托。

使用注意

本品容易上癮，不要常服。兒童忌用；
初起痢疾或咳嗽的人不要用。

藥材選購

蓮房即為蓮的成熟花托，一般呈倒圓錐形。
選購時以個大、表面為紫紅色、質地較軟的
乾品為優。

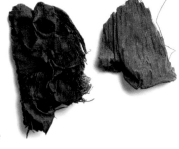

常用方

主治　消渴。

用料　蓮房、乾葛根、枇杷葉、甘草、瓜蔞
根、黃耆等份。

用法　以上藥材碎為小塊。每次 12 克，用
水 300 毫升，水煎，空腹時服。

來源　《永類鈐方》

複方

主治　小便血淋。

用料　蓮房、麝香。

用法　將蓮房燒存性，研為末，加入麝香調
勻。每次二錢半，以米湯調下，一天服兩次。

來源　《本草綱目》

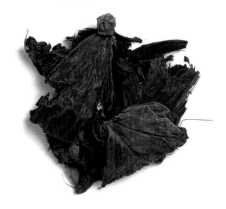

第十八章 湧吐藥

湧吐藥是指以促使嘔吐為主要作用的藥物。

湧吐藥多酸、苦，可促使體內所停留的毒物、痰涎、宿食等透過嘔吐的方法予以排除。

這類藥物作用強烈，大都具有毒性，用時慎用。湧吐藥只可暫投，中病則止，不可連服、久服。

瓜蒂

性味	味苦，性寒，有毒
歸經	歸脾、心、胃經

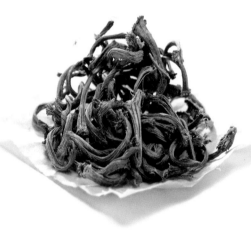

別名

甜瓜蒂、瓜丁、苦丁香、甜瓜把

藥材來源

為葫蘆科植物，甜瓜的果蒂。

用藥禁忌

上部無實邪的人，體虛的人，失血的人不要服用。

藥材選購

瓜蒂為甜瓜的果蒂，可入藥，選購時顏色黃、稍帶果柄、比較乾燥的乾品為優。

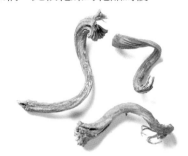

單方

主治 太陽中證見身熱、頭痛而脈微弱。

用法 將十四個瓜蒂，加一升水，煮成五合，一次服下，吐後即病除。

來源 《本草綱目》

複方

主治 有寒，宜吐之。

用料 瓜蒂、赤小豆各一兩。

用法 將以上兩味下篩，取一錢匕，香豉一合，熟湯七合煮作稀粥，去渣，取汁和散，溫頓服之。不吐者少少加，得快吐乃止，張文仲以白湯三合和服。

來源 《備急千金要方》

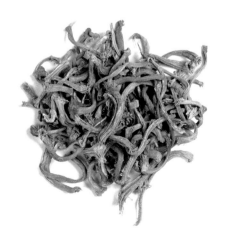

膽礬

性味	味酸、辛、澀,性寒,有毒
歸經	歸肝、膽經

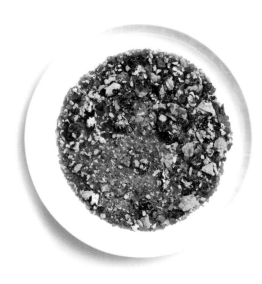

別名

石膽、畢石、君石、石液、制石液、鴨嘴膽礬、翠膽礬、藍礬

藥材來源

為硫酸鹽類礦物膽礬的晶體,或為人工製成的含水硫酸銅。

用藥禁忌

體虛者忌服。

藥材選購

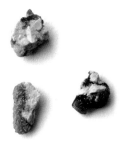

膽礬一般為不規則的斜方扁塊狀,可入藥。選購時以塊大而透明、質地脆、顏色深藍、沒有雜質的乾品為優。

單方

主治 口舌生瘡。

用法 將半兩膽礬放到鍋中煅紅,放置一夜,研成細末。每次取適量塗在瘡處,吐出酸鹹水,重複塗幾次即可病癒。

來源 《本草綱目》

複方

主治 喉痹喉風。

用料 膽礬二錢半,僵蠶(炒過)五錢。

用法 將以上兩味共研為末,每次取少許吹喉,痰涎吐盡,風痹自癒。此方名「二聖散」。

來源 《本草綱目》

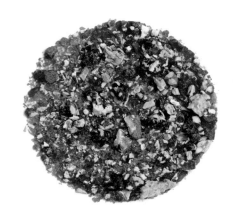

第十九章
攻毒殺蟲
止癢藥

攻毒殺蟲止癢藥是指以攻毒療瘡，殺蟲止癢為主要作用的藥物，分別標之為攻毒藥或殺蟲止癢藥。

此類藥物大都具有殺菌消炎作用，可殺滅細菌，真菌、疥蟲、蟎蟲、滴蟲等。無論外用或者內服均應嚴格控制劑量和用法，不宜過量或持續使用，以防發生毒副反應。

硼砂

性味	味苦、鹹，性涼
歸經	歸肺、胃經

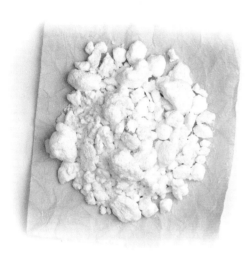

別名

大朋砂、蓬砂、鵬砂、月石、盆砂

藥材來源

為天然礦物硼砂的礦石，經提煉精製而成的結晶體。

用藥禁忌

內服宜慎。陰虛津燥，髓竭營枯，而成肺痿熱脹，痹悶不通者禁用。

藥材選購

硼砂是一種礦物，可入藥，藥品因加工不同呈不同的形狀，如隆形或盆形。選購時以體輕質脆、無色透明而純淨的乾品為優。

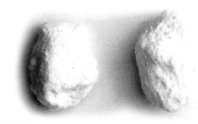

單方

主治：鼻血不止。

用法：將一錢硼砂用水沖服即可止血。

來源：《本草綱目》

複方

主治　折打接骨。

用料　官粉、硼砂等份。

用法　以上藥材研細，每次以蘇木湯送服一錢，服用時可多喝蘇木湯。

來源　《本草綱目》

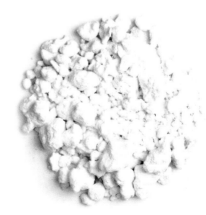

硫黃

性味	味酸，性溫，有毒
歸經	歸腎、脾、大腸經

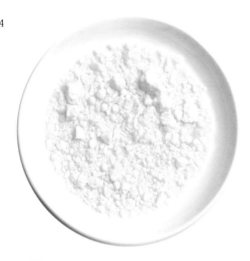

別名

石流黃、硫黃、黃牙、黃硇砂、
天生黃、舶硫、白硫黃

藥材來源

為硫黃礦或含硫礦物冶煉而成。

❗ 使用注意

硫黃有毒，內服宜用製品，不宜多
服、久服。陰虛火旺者以及孕婦禁
用。此藥不能與朴硝同用。

🛒 藥材選購

硫黃也就是石硫黃，由含硫礦物冶煉而成。
為不規則的塊狀，可入藥。選購時以質地鬆
脆、顏色黃而光亮、沒有雜質的乾品為優。

常用方

主治 老人一切瀉痢，經服諸藥不效。以及宿
食不消或沉寒宿冷所致氣滯腹痛。

用料 附子（炮）、當歸、陳皮、乾薑各30克，
吳茱萸、厚朴（薑汁炙）、南椒各15克，硫
黃30克。

用法 將以上藥材細銼，以慢火焙，搗羅為
末，與硫黃末拌勻，煎米醋和為兩劑，再以白
麵250克，和令得宜，亦分作兩劑。用面裏藥，
如燒餅法，再用文武火煨至面熟為度。去面搗
細，丸如梧桐子大。治諸般瀉痢，每服20丸，
空腹日午以米湯送下；如治氣痛及宿食不消，
以薑、鹽湯送下20丸。

來源 《壽親養老新書》

複方

主治 氣虛暴泄，日夜二三十次，腹痛不止。

用料 硫黃二兩，枯礬半兩，朱砂適量。

用法 將硫黃、枯礬共研為末，加蒸餅糊成
丸，朱砂為衣，如梧子大。每服十五至二十丸，
溫水或鹽湯送下。此方名「朝真丹」，暑天旅
行宜備。

來源 《本草綱目》

蛇床子

性味	味苦、鹹，性涼
歸經	歸腎經

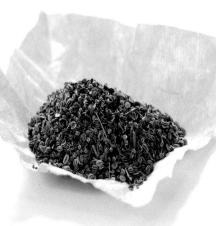

別名

蛇米、蛇珠、蛇粟、蛇床仁、蛇床實、氣果、雙腎子、野茴香。

藥材來源

為繖形科植物，蛇床的果實。

使用注意

腎火易動的人，陽強精不固的人不宜服用。陰虛火旺或下焦有濕熱者不宜內服。

藥材選購

蛇床子為蛇床的果實，一般為橢圓形，可入藥。選購時以個大而飽滿、顏色灰黃、香氣濃郁的乾品為優。

單方

主治　牙痛。

用法　將蛇床子煎湯，趁熱用以漱口。

來源　《本草綱目》

複方

主治　治五勞七傷，虛羸無氣力傷極方。

用料　菟絲子、五味子，各取二兩，蛇床子壹兩。

用法　將以上三味末之，蜜丸如梧子，每服十丸，日三，禁如常法。

來源　《備急千金要方》

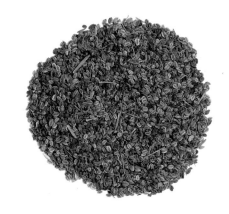

大風子

性味	味辛，性熱，有毒
歸經	歸肝、脾、胃經

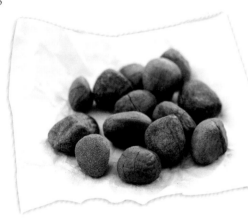

別名

大楓子

藥材來源

為大風子科植物大風子的成熟種子。

使用注意

陰虛血熱者忌服，內服的時候要謹慎。

藥材選購

大風子為大風子的成熟種子，可以入藥。選購時以個大而飽滿、顏色白、油性足的乾品為優。

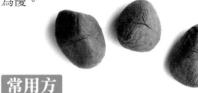

常用方

主治 風癩困頓者。

用料 苦參、獨活、荊芥、紫萍、蒼朮、風藤各 180 克，木通 90 克，草烏 10 克，大風子 500 克，巨勝子 360 克，淫羊藿（仙靈脾）120 克（俱不見火）。

用法 上為末，水滴丸。每服 50 丸，以茶送服。

來源 《解圍元藪》

複方

主治 大風瘡裂。

用料 大風子、麻油、輕粉。

用法 大風子燒存性，和麻油、輕粉研勻塗瘡。另外還用大風子殼煎湯洗浴。此方亦治楊梅惡瘡。

來源 《本草綱目》

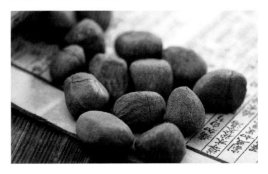

白礬

性味	味酸、澀，性寒，有毒
歸經	歸肺、脾、胃、肝、大腸經

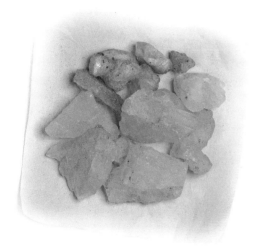

別名

石涅、礬石、羽涅、礬石、理石、白
君、明礬、雪礬、雲母礬、生礬

藥材來源

為礦物明礬石，經加工提煉而成的
結晶。

使用注意

不宜久服多服；陰虛胃弱者、無濕熱
者忌服。營血不足而致寒熱者忌服。

藥材選購

白礬為明礬加工提
煉而成的結晶體，
可入藥。選購時以
色白而透明、質地
硬且脆、沒有雜質
的乾品為優。

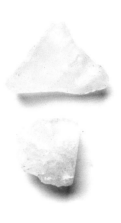

常用方

主治 喉痺。

用料 白礬（明淨）取21克，巴豆取1粒（去
殼，研）。

用法 白礬研為末，瓦上熔化，入巴豆在
內，以礬乾為度，細研。每用0.3克，以竹
管吹入咽喉中，涎出為效。

來源 《秘傳證治要訣及類方》

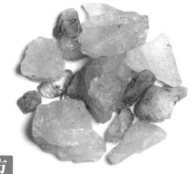

複方

主治 突發咳嗽。

用料 白堊、白礬各一兩。

用法 將以上兩種原料共研為末，加薑汁，
做成丸，如梧子大。臨臥時，服二十丸，薑
湯送下。

來源 《本草綱目》

蓖麻子

性味	味甘、辛，性平，有小毒
歸經	歸大腸、肺、脾、肝經

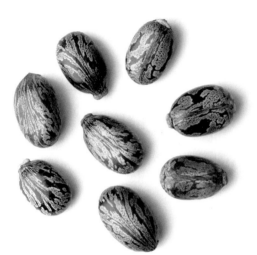

別名

萆麻子、蓖麻仁、大麻子、紅大麻子、紅蓖麻

藥材來源

為大戟科植物蓖麻的種子。

用藥禁忌

孕婦及便滑者忌服。

單方

主治　毒腫。

用法　將蓖麻子搗爛，敷於患處。

來源　《本草綱目》

複方

主治　鼻塞不通。

用料　蓖麻子二十粒，棗（去皮）一枚。

用法　以上藥材搗爛調勻，以棉花裹住塞於鼻中，一天換一次藥，一個月後即好。

來源　《本草綱目》

藥材選購

蓖麻子為蓖麻的種子，可入藥。蓖麻子呈略扁的廣卵形，選購時以粒大而飽滿、顏色為紫褐色、有光澤的乾品為優。

大蒜

性味	味辛，性溫
歸經	歸脾、胃、肺經

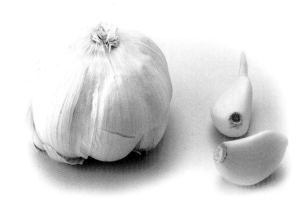

🍃 別名

胡蒜、蒜、獨蒜、獨頭蒜

📍 藥材來源

為百合科植物大蒜的鱗莖。

❗ 使用注意

陰虛火旺者、有目疾、口齒、喉、舌諸患和時行病後均不要服用。

🛒 藥材選購

大蒜以其鱗莖入藥，一般為扁球形或斷圓錐形，選購時以塊大、外皮灰白色、肥厚多汁的乾品為優。

複方

主治 水氣浮腫。

用料 大田螺、大蒜、車前子等份。

用法 將大田螺、大蒜、車前子搗膏，攤貼臍上，水從便旋而下，腫即消。

來源 《本草綱目》

圖解中草藥實用速查手冊

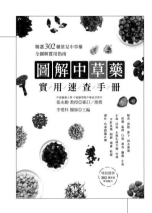

作 者	李愛科
發 行 人	林敬彬
主 編	楊安瑜
編 輯	何亞樵
內頁編排	方皓承
封面設計	彭子馨
編輯協力	陳于雯、林裕強
出 版	大都會文化事業有限公司
發 行	大都會文化事業有限公司
	11051 台北市信義區基隆路一段 432 號 4 樓之 9
	讀者服務專線：（02）27235216
	讀者服務傳真：（02）27235220
	電子郵件信箱：metro@ms21.hinet.net
	網　　　址：www.metrobook.com.tw
郵政劃撥	14050529 大都會文化事業有限公司
出版日期	2019 年 02 月初版一刷
定 價	480 元
I S B N	978-986-97111-3-5
書 號	Health⁺130

Metropolitan Culture Enterprise Co.,Ltd.
4F-9,Double Hero Bldg.,432,Keelung Rd.,Sec.1,
Taipei 11051,Taiwan
Tel:+886-2-2723-5216 Fax:+886-2-2723-5220
E-mail:metro@ms21.hinet.net
Web-site:www.metrobook.com.tw
◎本書由化學工業出版社授權繁體字版之出版發行。
◎本書如有缺頁、破損、裝訂錯誤，請寄回本公司更換。

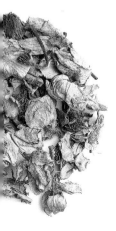

國家圖書館出版品預行編目 (CIP) 資料

圖解中草藥實用速查手冊 / 李愛科 醫師 主編
-- 初版 . -- 臺北市：大都會文化 , 2019.02
336 面；17×23 公分

ISBN 978-986-97111-3-5（平裝）
1. 中藥材 2. 中草藥 3. 藥用植物

414.3　　　　　　　　　　　107022389

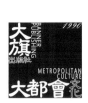

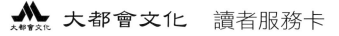

大都會文化　讀者服務卡

書名：**圖解中草藥實用速查手冊**

謝謝您選擇了這本書！期待您的支持與建議，讓我們能有更多聯繫與互動的機會。

A. 您在何時購得本書：_____年_____月_____日

B. 您在何處購得本書：_____書店，位於_____(市、縣)

C. 您從哪裡得知本書的消息：

　　1. □書店　　2. □報章雜誌　3. □電臺活動　　4. □網路資訊

　　5. □書籤宣傳品等　6. □親友介紹　7. □書評　8. □其他

D. 您購買本書的動機：（可複選）

　　1. □對主題或內容感興趣　2. □工作需要　3. □生活需要

　　4. □自我進修　5. □內容為流行熱門話題　6. □其他

E. 您最喜歡本書的：（可複選）

　　1. □內容題材　2. □字體大小　3. □翻譯文筆　4. □封面　5. □編排方式　6. □其他

F. 您認為本書的封面：1. □非常出色　2. □普通　3. □毫不起眼　4. □其他

G. 您認為本書的編排：1. □非常出色　2. □普通　3. □毫不起眼　4. □其他

H. 您通常以哪些方式購書：(可複選)

　　1. □逛書店　2. □書展　3. □劃撥郵購　4. □團體訂購　5. □網路購書　6. □其他

I. 您希望我們出版哪類書籍：（可複選）

　　1. □旅遊　2. □流行文化　3. □生活休閒　4. □美容保養　5. □散文小品

　　6. □科學新知　7. □藝術音樂　8. □致富理財　9. □工商企管　10. □科幻推理

　　11. □史地類　12. □勵志傳記　13. □電影小說　14. □語言學習（_____ 語）

　　15. □幽默諧趣　16. □其他

J. 您對本書 (系) 的建議：_____

K. 您對本出版社的建議：_____

讀者小檔案

姓名：_____ 性別：□男 □女　生日：____年____月____日

年齡：□ 20 歲以下 □ 21 ～ 30 歲 □ 31 ～ 40 歲 □ 41 ～ 50 歲 □ 51 歲以上

職業：1. □學生 2. □軍公教 3. □大眾傳播 4. □服務業 5. □金融業 6. □製造業

　　　7. □資訊業 8. □自由業 9. □家管 10. □退休 11. □其他

學歷：□國小或以下 □國中 □高中／高職 □大學／大專 □研究所以上

通訊地址：_____

電話：（H）_____（O）_____　傳真：_____

行動電話：_____　E-Mail：_____

◎謝謝您購買本書，歡迎您上大都會文化網站（www.metrobook.com.tw）登錄會員，或至Facebook（www.facebook.com/metrobook2）為我們按個讚，您將不定期收到最新的圖書訊息與電子報。

圖解中草藥
實/用/速/查/手/冊

北 區 郵 政 管 理 局
登記證北臺字第 9125 號
免 貼 郵 票

大都會文化事業有限公司

讀 者 服 務 部 　　　 收

11051 臺北市基隆路一段 432 號 4 樓之 9

寄回這張服務卡〔免貼郵票〕
您可以：
◎不定期收到最新出版訊息
◎參加各項回饋優惠活動

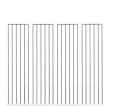

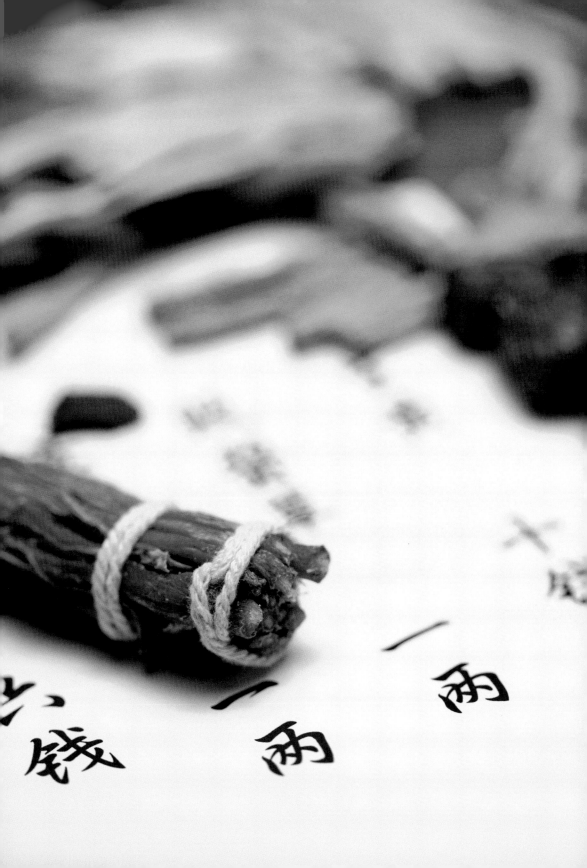

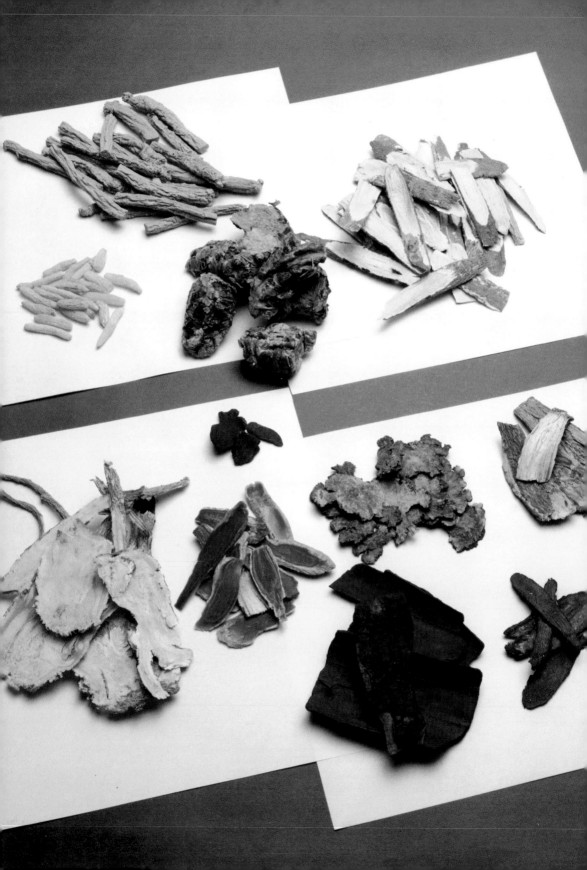